Iván Ortiz García
Eugenio Velasco Ortega
Fernando Muñoz Guzón

Estudio histomorfométrico de la superficie de implantes dentales

Iván Ortiz García
Eugenio Velasco Ortega
Fernando Muñoz Guzón

Estudio histomorfométrico de la superficie de implantes dentales

Investigación experimental de la unión hueso-implante

PUBLICIA

Impressum / Aviso legal
Bibliografische Information der Deutschen Nationalbibliothek: Die Deutsche Nationalbibliothek verzeichnet diese Publikation in der Deutschen Nationalbibliografie; detaillierte bibliografische Daten sind im Internet über http://dnb.d-nb.de abrufbar.

Información bibliográfica de la Deutsche Nationalbibliothek: La Deutsche Nationalbibliothek clasifica esta publicación en la Deutsche Nationalbibliografie; los datos bibliográficos detallados están disponibles en internet en http://dnb.d-nb.de.

Coverbild / Imagen de portada: www.ingimage.com

Verlag / Editorial:
PUBLICIA
ist ein Imprint der / es una marca de
OmniScriptum GmbH & Co. KG
Bahnhofstraße 28, 66111 Saarbrücken, Deutschland / Alemania
Email / Correo Electrónico: info@editorial-publicia.com

Herstellung: siehe letzte Seite /
Publicado en: consulte la última página
ISBN: 978-3-8416-8036-5

Zugl. / Aprobado por: Sevilla, Universidad de Sevilla, Tesis Doctoral, 2011

INDICE

INTRODUCCIÓN

La implantología oral ha revolucionado la práctica odontológica al proporcionar un conjunto de técnicas diagnósticas, quirúrgicas y restauradoras integradas que constituyen la mejor opción terapéutica anatomofuncional en la sustitución artificial de los dientes perdidos.

En este sentido, desde tiempos muy remotos el hombre ha intentado sustituir los dientes perdidos, ya sea por caries, traumatismos o enfermedad periodontal, por otros elementos que restaurasen la función y la estética, pero no es hasta los años sesenta del siglo XX que no comienza la era científica de la implantología oral [1].

El concepto de oseointegración se descubrió de forma casual por el profesor Branemark y su equipo de trabajo de la Universidad de Göteborg en 1952, mientras realizaban estudios microscópicos de la médula ósea del peroné de los conejos [1]. En dicho estudio se observaba, a través de una cámara de titanio puro insertada en la medular peroneal, la curación de una fractura ósea en la cual se podía ver la zona de transición entre el hueso nativo y el hueso neoformado durante el proceso de reparación, así como su vascularización del mismo [1].

Al intentar retirar dichas cámaras ópticas, Branemark y sus colaboradores [1] observaron que estaban completamente incorporadas al hueso y que el tejido mineralizado era totalmente congruente con las microirregularidades de la superficie del titanio. Todo esto planteó la realización de un nuevo estudio en el que se utilizaba este metal como componente de placas de osteosíntesis en la fijación de fracturas de huesos largos. Como consecuencia de los resultados obtenidos se procedió a su aplicación dental, utilizando distintos diseños de implantes de titanio de morfología radicular colocados en mandíbulas de perros comprobando que eran capaces de soportar una prótesis dental. Todos estos hallazgos fueron presentados en la conferencia de Harvard de 1978 [1].

A la aposición directa de hueso sobre la superficie de titanio se denominó *oseointegración.* Otro término utilizado por Schroeder y sus colaboradores [2] de la Universidad de Berna para definir este hecho biológico es el de *anquilosis funcional*, aunque desde el punto de vista anatómico-patológico no se trataría de una anquilosis verdadera, dado que no existe fusión del biomaterial que compone el implante con el hueso. Por lo tanto, es mucho más adecuado utilizar un término descriptivo de oseointegración como es el de *contacto óseo directo* [3].

Otro concepto que aparece referido en la bibliografía es el de *biointegración,* que se define como "la unión bioquímica directa entre el hueso vivo y la superficie del implante demostrable a través de la microscopía electrónica" [4-5].

Branemark y colaboradores [1], puntualizan aún más en dicha definición de oseointegración, añadiendo que "dicho contacto entre el hueso y la superficie del implante, visto al microscopio óptico, debe ser estructural y funcional una vez sometido a carga". Es, por lo tanto, un fenómeno en el que intervienen la capacidad de cicatrización, reparación y remodelado de los distintos tejidos presentes en la cavidad bucal.

Para comprender los mecanismos de este proceso biológico es necesario conocer perfectamente la biología elemental del hueso, así como la fisiología ósea y el proceso que se desencadena cuando ocurre una lesión a nivel óseo que debe ser reparada.

1. FISIOLOGÍA DE LA REPARACIÓN ÓSEA.

El hueso es un tipo especial de tejido conjuntivo formado por cristales microscópicos de fosfatos de calcio, en particular hidroxiapatitas, dentro de una matriz de colágeno. El colágeno, a su vez, está organizado en una forma tridimensional compleja. Debido a su alto contenido de calcio y fosfato, el hueso tiene una función importante en la homeostasis del calcio. El hueso viejo es reabsorbido de modo constante formándose hueso nuevo, lo cual permite que responda a las tensiones y fuerzas que se le apliquen. Por lo tanto, se trata de un tejido vivo que se encuentra bien vascularizado teniendo un flujo sanguíneo total de 200 a 400 ml/minuto en el adulto normal [6].

Para el mantenimiento de la estructura normal del hueso es necesario disponer de cantidades adecuadas tanto de proteínas como de minerales (en su mayor parte hidroxiapatitas y en menor cantidad sodio, magnesio y carbonato) [6].

El hueso presenta distinto comportamiento según se trate de hueso cortical o compacto o hueso esponjoso o medular. El hueso cortical es menos activo metabólicamente que el esponjoso, y consta de capas de células denominadas osteocitos y de una matriz formada por componentes orgánicos (colágeno, glucosaminoglucanos y proteínas adhesivas) que representan el 40% del peso, y por componentes inorgánicos (hidroxiapatita) que representa otro 40% del peso. Se trata de un hueso laminar que por su conformación microscópica es denso y duro. Está recubierto por el periostio, el cual aporta fibras de colágeno, osteoblastos y osteoclastos (células encargadas de su remodelación), por medio de aposición y resorción, respectivamente [6].

El hueso esponjoso está formado por una red tridimensional de trabéculas óseas. Es cavernoso, mucho menos denso y de menor consistencia que el cortical. Las trabéculas dejan espacios (por las que atraviesan vasos sanguíneos) con grandes superficies en las que se hallan abundantes osteoblastos y osteoclastos [6].

Por lo tanto, el hueso se caracteriza por tener tres componentes microestructurales que intervienen en su reparación, células, matriz (orgánica e inorgánica) y factores solubles de señal. Estos componentes se integran, a su vez, en dos diferentes jerarquías macroscópicas como son el hueso cortical y el esponjoso [6].

1.1. CÉLULAS.

Las células propias del tejido óseo son los osteoblastos, osteocitos, y osteoclastos:

1.1.1. **Osteoblastos.**

Son células formadoras de hueso, derivadas de precursores de las células del estroma en la médula ósea (células mesenquimales pluripotenciales también llamadas células madre o "stem cells"). Son células secretoras metabólicamente activas que expresan factores solubles de señal y osteoide [7].

Como ejemplos de factores solubles de señal tenemos: proteínas óseas morfogenéticas (BMPs), factor de crecimiento semejante a la insulina (ILGF I y II), factor de crecimiento transformador (TGF-B), interleukina-1 y factor de crecimiento derivado de las plaquetas (PDGF)[7].

El osteoide es un producto cuya modificación extracelular construye una estructura orgánica insoluble que está constituida mayoritariamente por colágeno tipo I. La expresión de estos productos procedentes de los osteoblastos ocurre de la misma manera durante la embriogénesis ósea, el remodelado óseo o la reparación de una fractura [7].

Durante el remodelado el tejido osteoide se produce a razón de 2 a 3 micras al día, y cuando alcanza las 20 micras, después de un período de maduración de unos 10 días, se mineraliza a razón de 1 a 2 micras al día. Parece ser que la señal para que se inicie la mineralización procede del acúmulo de proteínas no colagénicas que captan el calcio [7].

La vida activa de los osteoblastos se encuentra entre 1 y 10 semanas desapareciendo posteriormente, aunque el 15% de ellos se transforman en osteocitos y otros forman las "células de revestimiento" que son elementos celulares que no han sido incorporados a la matriz y que adoptan un aspecto aplanado [6-7].

1.1.2. **Osteocitos.**

Son células relativamente inactivas, aunque su función es de vital importancia para el mantenimiento de la viabilidad ósea, también llamada homeostasis esquelética y la homeostasis mineral del organismo [6,8]. Los osteocitos son células redondas rodeadas por una matriz del hueso que se encuentran en las lagunas óseas. Estas células extienden prolongaciones largas al interior de los canalículos que se ramifican a través del hueso. En los canalículos, las prolongaciones se ponen en contacto con las de otros osteocitos y forman, con éstas, uniones cerradas. También están en contacto con el endosito, que es la capa de células que cubre la superficie medular del hueso; su principal función es intercambiar iones calcio con el líquido extracelular [6,8].

El complejo proceso de la homeostasis está regulado por interacciones entre órganos, células, factores de señal, hormonas y factores de crecimiento que actúan a nivel intra y extracelular [6,8].

En cuanto al mantenimiento de la viabilidad ósea, el citoplasma osteocítico (a través de los canalículos que discurren en el interior de la masa ósea, también llamados conductos de Havers y de Volkmann), relaciona los osteoblastos y osteoclastos transmitiendo señales que regulan el calcio. Este proceso fisiológico es fundamental para la formación de hueso y el remodelado óseo a lo largo de la vida. La vida del osteocito es de varios años (incluso décadas) y es incapaz de renovarse, por lo que su remplazo se hace a través de la diferenciación de las células precursoras de los osteoblastos [6].

1.1.3. **Osteoclastos.**

Son células multinucleares que erosionan y reabsorben hueso formado de manera previa. Se derivan de células progenitoras hematopoyéticas a través de monocitos. Los precursores de los granulocitos macrófagos, entran en la circulación sanguínea como elementos mononucleados del sistema hematopoyético, y a través de su fusión, dan lugar a células multinucleares de más de 100 um de diámetro con 10 a 12 núcleos, que son los osteoclastos [6-8].

Se fijan al hueso por extensiones de la membrana que rodea un área aislada entre el hueso y una porción del osteoclasto (célula gigante multinucleada de borde ondulado). A continuación, bombas de protones, que son ATPasas dependientes de hidrógeno (anhidrasa carbónica), se desplazan de los endosomas al interior de la membrana celular adosada al área aislada y la acidifican a un pH aproximado de cuatro. El pH ácido disuelve la hidroxiapatita, y las proteasas ácidas secretadas por la célula disuelven la colágena, formando una depresión poco profunda en el hueso. Muchos factores son los que regulan su actividad, pero el más importante parece ser la interleukina-1 [6-8].

Las cavidades óseas resultantes de la acción de los osteoclastos se denominan lagunas de Howship. Se sabe que la hormona paratiroidea (PTH) y la 1,25-dihidroxivitamina D3 influyen sobre los osteoblastos para producir la activación de los osteoclastos, y que en ausencia de los osteoblastos estos factores no tienen efecto [6-8].

1.2. MATRIZ ÓSEA.

1.2.1. **Matriz orgánica.**

Aproximadamente el 35% del peso en seco del hueso es matriz orgánica. El colágeno tipo 1 es su principal componente (90%) y el resto (10%) lo forman las proteínas no colagénicas [6-8]. Actualmente es de gran interés el componente no colagénico que tiene un gran valor en ingeniería tisular por su posible acción terapéutica [9]. Las proteínas no colagénicas pueden clasificarse en proteoglicanos o glicoproteínas.

Los proteoglicanos están compuestos por glucosaminoglicanos unidos por enlaces covalentes a proteínas. Los glucosaminoglicanos consisten en unidades de carbohidratos sulfatados que se repiten (condroitín sulfato, dermatato sulfato, keratán sulfato y heparín sulfato). Ejemplos de proteoglicanos son: versicana, decorita, fibromodulina, osteoglicina y osteoadherina (todos ellos están implicados en la regulación de los factores de crecimiento).Ejemplos de glicoproteínas son: fibronectina, osteonectina, trombospondina, vitronectina, fibrilina, osteopontina y la sialoproteína ósea [7,9].

Estas proteínas no colagénicas pueden modular la adherencia celular (la osteopontina regula la adherencia de los osteocastos), y median en la calcificación de la matriz orgánica [9].

Las proteínas colagénicas incluyen el colágeno fibrilar (tipo I, II, III, V y XI), el no fibrilar (tipo IV) y los colágenos de triple hélice interrumpida. Las moléculas adhesivas y antiadhesivas juegan un importante papel en la "reciprocidad dinámica", es decir, en la interacción entre las células y la matriz extracelular. Las células se unen a la matriz extracelular colagénica mediante la fibronectina (la glicoproteína de adhesión asociada a la superficie celular más importante).

La matriz extracelular es una unidad que regula y da entrada, puesto que ofrece anclaje, a las células que ofrecen factores solubles como las BMPs, protegiendo y facilitando su liberación según los requerimientos. Las zonas de anclaje de las células se encuentran en un dominio citoplasmático.

1.2.2. **Matriz inorgánica.**

La matriz inorgánica o compartimento mineralizado, representa el 60-70% del peso en seco del hueso. El 99% del calcio, el 85% del fósforo y cerca del 40-60% del sodio y magnesio del organismo reside en el esqueleto.

El colágeno tipo I del osteoide es el sustrato en el que se deposita el fosfato cálcico durante el proceso de mineralización. Se trata de un proceso ordenado, tiempo-dependiente, modulado por células que se lleva a cabo a razón de 1-2 micras al día. Cuando existe una solución supersaturada de calcio y fosfato extracelular sólo se mineralizan los dientes (esmalte, cemento y dentina) y los huesos.

La regulación de la homeostasis mineral del hueso se lleva a cabo por tres iones (calcio, fosfato y magnesio) que responden a la acción de la vitamina D3, la PTH y la calcitonina. La vitamina D3 aumenta la reabsorción de calcio a nivel intestinal, la PTH aumenta la reabsorción a nivel renal. Por otra parte la PTH activa los osteoclastos y a la calcitonina y desactiva a los osteoblastos, facilitando así la restauración del nivel basal de calcio [6-8].

1.2.3. **Factores que intervienen en la formación ósea.**

1.2.3.1. Proteínas morfogenéticas.

Son especialmente importantes en este apartado las proteínas morfogenéticas. Desde que Urist [10] en 1965 descubrió un factor capaz de provocar formación ósea en lugares ectópicos se acuñó el término de *osteoinducción*. Más adelante esos factores se denominaron proteínas morfogenéticas. Parece claro que estas proteínas son un grupo de morfogenes que dirigen el desarrollo embriológico de las células, tejidos y órganos, además de jugar un importante papel en la fisiología postfetal[11]

Gracias a los estudios de diferentes investigadores se han podido identificar las secuencias de aminoácidos que las componen y así clasificarlas desde la BMP-1 a la BMP-13 [12-13]. Mediante el estudio de sus cadenas de aminoácidos se sabe que de la BMP-2 a la BMP-7 forman parte de la familia TGF-B. La BMP-1 no forma parte de esta familia y es una proteinasa no identificada en el humano. Existen unas 40 proteínas en la familia de los TGF-B, que a su vez se clasifican en clanes o subgrupos (TGF-b1 a TGF-B5 y 12 BMPs entre otras) [6].

Las funciones de las BMPs son contradictorias ya que presentan propiedades eclécticas, una característica única de los morfogenes, por lo que se les ha denominado *pleiotrópicas*. Un morfogen que tiene propiedades pleiotrópicas podría ser un problema terapéutico, debido a que se expresa con fenotipos muy diferentes, como es el caso de las BMPs que se han visto asociadas a procesos patológicos (fibrodisplasia osificante progresiva, épulis fibroso calcificante, adenoma pleomorfo parotídeo, tumor de próstata, etc.) e incluso oncológicos (osteosarcoma osteoblástico y condroblástico, sarcoma de Ewing, etc.), aunque se cree que la proteína morfogenéticas ósea es un producto del proceso oncogénico y no está implicada en el origen del tumor [7].

Los receptores para las BMPs son moléculas transmembrana que contienen el dominio serina-treonina-kinasa, de manera que un mismo receptor puede unirse a diferentes BMPs, De este hecho se deduce que quizá la regulación de algunos de sus efectos se deba a que dependen de la combinación de diferentes receptores para desarrollar una acción u otra [6-14].

Otros factores fundamentales para la diferenciación y proliferación celular además de las BMPs, son los denominados *factores de crecimiento o agentes mitógenos*, que a su vez tienen diferentes orígenes de manera que pueden ser producidos por el sistema inmunitario, por las plaquetas o por células de la línea osteogénica. Según Bianchi [8] los factores secretados por las células osteogénicas pueden tener su efecto en las células cercanas las que producen el factor (acción paracrina); sobre las mismas células (acción autocrina), ser almacenadas en la matriz ósea y posteriormente liberados en la resorción ósea (acción paracrina tardía). Algunas de estas sustancias deben actuar en asociación con hormonas como son la PTH, calcitonina o la vitamina D3 [8].

1.2.3.2. Biomoléculas que regulan las células óseas.

Factor de crecimiento esquelético (SGF): Se encuentra en la matriz ósea asociada con una proteína de enlace. Por si solo puede unirse a la hidroxiapatita. Parece que aumenta la tasa de formación ósea, actuando tanto sobre el número de células como sobre su actividad favoreciendo la incorporación de prolina en el colágeno y aumentando la acumulación del contenido de fosfatasa alcalina [8].

Factor de crecimiento transformador beta (TGF-B): Los osteoblastos parecen ser los únicos que producen este mitógeno que después es almacenado en la matriz extracelular para ser activo durante la resorción ósea. Se cree que los osteoblastos responden de una forma autocrina. En investigación animal resulta ser un potente estimulador de la resorción ósea, en la síntesis de colágeno y en la actividad de la fosfatasa alcalina de las células del osteosarcoma [8].

Factor de crecimiento similar a la insulina (ILGF): La producción de este factor está estimulada por una variedad de agentes sistémicos que incluyen la hormona del crecimiento (GF), la somatostatina, la insulina y el 1,25 dihidroxicolecalciferol. No es tan sólo un mitógeno celular, sino que también estimula la síntesis de colágeno por parte de los osteoblastos[8].

Factor de crecimiento derivado de las plaquetas (PDGF): Implicado en el proceso de reparación de tejidos. Además de en la osteogénesis, también está involucrado en la angiogénesis. Constituye una señal quimiotáctica para los fibroblastos y otros tipos celulares que participan en la cicatrización de las heridas y, por lo tanto, puede estimular la acción quimiotáctica de los precursores de las células óseas [8].

Factor de crecimiento catiónico derivado del cartílago (CDGF): Favorece la formación de tejido de granulación y de colágeno, desempeñando un papel importante en la angiogénesis y en la infiltración fibroblástica (ambos procesos fundamentales durante los mecanismos de reparación) [8].

Donde se hace más evidente este proceso es en *los centros de osificación primaria* de los huesos largos, entre las epífisis y las metáfisis. En las metáfisis los condrocitos en diferentes estadios de evolución se disponen ordenadamente en forma de columnas longitudinales, lo que permite el crecimiento del hueso en longitud a través de los *centros de osificación secundaria*, cuando los osteoblastos provenientes del pericondrio invaden los espacios dejados por los condrocitos degenerados e inician la formación ósea[8].

Independientemente de la ruta de la histogénesis ósea, no existe ninguna diferencia bioquímica, morfológica o funcional entre el hueso endocondral y el intramembranoso, y también responden a los mismos factores durante la reparación ósea del esqueleto en el adulto. Las diferencias entre estos huesos de distinto origen se encuentran en la carga funcional y la vascularización. Por ejemplo, el hueso intramembranoso tiene una vascularización mayor que el de las extremidades, lo que puede ser un factor determinante para permitir una mayor concentración de BMPs a nivel local [8].

Macroscópicamente el hueso se caracteriza por presentar dos aspectos distintos (esponjoso y compacto). La transformación de hueso esponjoso en compacto se debe al aumento de espesor de las trabéculas con la progresiva invasión de los espacios medulares por parte del tejido mineralizado que causa una reducción dimensional de las cavidades preexistentes. El hueso que llena estas cavidades se forma de una manera más lenta y tiene una disposición más ordenada, donde los haces de colágena se encuentran paralelos entre si constituyendo unas formaciones denominadas *osteonas o sistemas haversianos* [8,15].

Cuando se produce una fractura ósea, las células y las moléculas de señal aparecen en el lugar a reparar de la misma manera que en el proceso embriogénico. En el momento inicial de la fractura se desencadena una respuesta inflamatoria con activación del complemento y rotura de vasos. La degradación proteolítica de la matriz extracelular aporta factores quimiotácticos para los monocitos y los macrófagos. Una vez que se activan los macrófagos liberan el *factor de crecimiento de los fibroblastos* (FGF) que estimula a las células endoteliales para expresar el activador del plasminógeno y la procolagenasa [6,15].

La sangre extravasada forma un coágulo cuyas plaquetas cumplen una doble función: hemostasia y liberación de distintos factores de crecimiento (PDGF, TGF-B y FGF) [6,15]. La zona dañada presenta una hipoxia debido a la rotura de los vasos sanguíneos y como consecuencia se produce una disminución del pH, condiciones necesarias para que actúen los macrófagos y los leucocitos polimorfonucleares que eliminan los detritus celulares a la vez que secretan factores que promueven la quimiotaxis y la litogénesis [15].

A los 3-5 días de la fractura se forma un tejido de granulación consistente en vasos, colágeno y células. El colágeno es el substrato que contenga los factores a los que serán sensibles las células y el lugar donde ellas se anclarán cuando lleguen al lugar de la lesión a través de los vasos, periostio, endosito y médula ósea, diferenciándose posteriormente en osteoblastos y condroblastos. La maduración del tejido de granulación se produce en varias semanas, hasta que se llega a formar el *callo óseo* que posteriormente será sustituido por hueso fibroso inmaduro el cual llegará a convertirse en hueso lamelar. El papel del callo óseo es de estabilización de los fragmentos de la fractura, ya que si existe movilidad este proceso no puede llevarse a cabo formándose tejido cartilaginoso [6,15].

El remodelado es el último proceso que ocurre en la cascada de la reparación ósea; se trata de un proceso de activación/reabsorción/formación donde los osteoclastos se activan produciendo las lagunas de Howship que a su vez serán repobladas por osteoblastos que expresan materia osteoide restaurándose la morfología ósea cuando se calcifica. Este equipo de células se denomina *unidad básica multicelular* [6]. Este proceso, en los humanos, se produce en un período de tiempo de entre 3 y 6 meses (*sigma*)16.

El proceso de remodelado en hueso cortical es llevado a cabo por los osteoclastos, los cuales labran un túnel que posteriormente es ocupado por osteoblastos. A la unidad funcional formada por ambas células se denomina *cono de corte*. Dicha unidad funcional actúa en la matriz como una especie de "taladro" que va acompañado por las estructuras vasculares que crecen a medida que avanza su actividad erosiva. A cierta distancia del frente de erosión se alinean bordeando las paredes erosionadas los osteoblastos. Éstos se disponen de forma progresiva para cerrar el túnel creado sin llegar a obliterarlo. El resultado final de todo este proceso es el *conducto de Havers* [6,16].

2. BIOLOGÍA DE LA OSEOINTEGRACIÓN.

La interfase hueso-implante no sólo está relacionada con la microscopía óptica, sino que también hay que tener en cuenta el proceso de la *biointegración* que no es más que la unión directa bioquímica entre el hueso vivo y la superficie del implante, demostrable a través de la microscopía electrónica [17].

El espacio presente entre el tejido óseo mineralizado y la capa de plasma de titanio no es mayor de 10Ä y parece lleno de proteoglicanos. Por lo tanto, la superficie del implante tiene un profundo efecto sobre la aposición ósea, tanto física como químicamente [17-18].

Una red de colágeno rodea los osteocitos y se inserta en la capa de glicoproteínas, que se fusiona con la capa de óxido. Las trabéculas óseas crecen acercándose al implante y contactando con la capa de plasma. Por ellas llegan los vasos que aportan nutrición, elementos celulares para la remodelación y rodean el implante; las células blásticas (fibro y osteoblastos), aumentan y al acercarse al implante se unen a la capa de óxido formándose sustancia fundamental que llena los espacios trabeculares u se fusiona con la capa de óxido. Por lo tanto, la interfase implante-tejidos orales es una zona dinámica sometida a una actividad remodeladota por parte de las células óseas y la matriz extracelular [17-18].

Según Davies [18] existen tres fenómenos biológicos que confluyen en el proceso de la oseointegración o secuencia de curación ósea alrededor de un implante, Osteoconducción, Formación ósea y Remodelado óseo.

Una vez efectuado el lecho e insertado el implante existe un defecto periimplantario de 1mm a su alrededor. En la interfase hueso-implante este espacio está ocupado por sangre, partículas de hueso fresco, hueso necrótico, hueso viejo y tejido conectivo. Además en esta interfase también encontramos otras sustancias producto de la respuesta inflamatoria aguda, que provocan la emisión y activación de los factores de crecimiento que van a influir sobre la cicatrización inicial [18].

A partir de este momento se desencadenan los procesos biológicos que permitirán la osteogénesis o formación de hueso nuevo hasta que se cubra la superficie del implante. Estos procesos biológicos se denominan *osteogénesis a distancia y osteogénesis de contacto* [18-19].

La osteogénesis a distancia ocurre en la superficie ósea del lecho periimplantario. Es un crecimiento parecido al crecimiento por aposición, gracias a que las superficies óseas aportan células pluripotenciales indiferenciadas que pasarán a diferenciarse en células osteogénicas (osteoblastos) que, a su vez, secretarán matriz extracelular y factores reguladores locales [18-]

Conforme la osteogénesis avanza se llegará a establecer el contacto de las células indiferenciadas potencialmente osteogénicas y la matriz extracelular con la superficie del implante quedando finalmente rodeada de hueso [19].

En la siguiente etapa (*osteogénesis de contacto*), la formación ósea se produce desde la superficie del implante. Dicha superficie debe ser colonizada por las células osteogénicas antes de que formen matriz extracelular, puesto que a partir de ese momento ya no podrán desplazarse [19].

El desplazamiento de las células a lo largo de la superficie implantaria se denomina *osteoconducción*. Inicialmente el coágulo formado en el lecho implantarlo será reemplazado por tejido conectivo y células osteogénicas. En este momento, el tipo de superficie implantaria juega un papel de gran importancia. Las superficies rugosas tienen mayor capacidad para retener mecánicamente la malla de fibrina del coágulo y, cuando se produce su retracción las fibras que lo componen tienen un anclaje de mayor calidad y más amplio para retenerlas que en el caso de las superficies lisas, con lo que se consigue una matriz arquitectónica más sólida que permitirá posteriormente la migración de las células osteogénicas que deben alcanzar la superficie. Además, las superficies rugosas aportan una mayor área de contacto [19].

A continuación, la calcificación de la matriz extracelular dará lugar a la formación de hueso nuevo. Inicialmente la secreción de los osteoblastos no tiene colágeno, identificándose dos proteínas colagénicas como son la osteopontina y la sialoproteína ósea [18] y algunas proteínas del suero (fibronectina y vitronectina) de acuerdo con Kupp [20], que están implicadas en la adhesión de las células progenitoras no diferenciadas. Estas proteínas tienen los aminoácidos arginina-glicina-ácido aspártico-serina (RGDS), que es un dominio peptídico de adhesión, que se une a las secuencias que permiten la conexión de las células mesenquimales indiferenciadas. En ausencia de proteínas de adhesión, la adhesión se los osteoblastos a la superficie de un material es muy escasa o nula. Las proteínas que contienen este dominio peptídico son reconocidas por las integrinas de las células a las que se adhieren fuertemente [21-22]. Algunos tipos de superficies implantarias, especialmente si son porosas y capaces de absorver la humedad y las proteínas que contienen este dominio, son más estimuladoras de la osteointegración. Estas superficies se denominan "bioactivas" [23].

Se ha podido comprobar que entre el implante y el tejido óseo existe una interfase de material amorfo, por lo que no hay un contacto directo real entre el hueso y el titanio. Se trata de una capa de sustancia amorfa electrón-densa parcialmente mineralizada que tiene un espesor de entre 20 y 40 nm [24].

En esta interfase existe también una capa de fibras colágenas que parten del hueso de un grosor de 100 a 500 nm. Mediante el análisis de dicha sustancia amorfa se ha podido determinar su composición, de manera que se sabe que está constituida por proteoglicanos y glucosaminoglicanos [8,21,23,25-28].

La fase de remodelado óseo es especialmente importante para la estabilidad del implante a largo plazo, ya que se ha demostrado que el hueso cortical sufre una lesión de aproximadamente 1 mm como consecuencia de la preparación quirúrgica del lecho del implante [29]. A través del remodelado óseo que ocurre en el largo período de curación, el implante termina atrapado en el nuevo hueso. Bianchi [8] distingue tres fases en el proceso biológico del remodelado óseo periimplantario (*resorción, inversión y aposición*). Se trata de una secuencia de eventos que se inicia cuando el implante soporta una carga, la cual se transmite al hueso que lo rodea. Es en este momento cuando se inicia la resorción ósea, llevada a cabo por osteoclastos. Cuando la carga llega a un determinado valor los osteocitos se activan, dando lugar al proceso de inversión, bloqueando los osteoclastos y como consecuencia iniciando el proceso de diferenciación de los osteoblastos (formación ósea) y posteriormente de aposición ósea que se interrumpe cuando finaliza la carga [8].

3. SUPERFICIES DE LOS IMPLANTES DENTALES

Los implantes dentales deben reunir una serie de características fisicoquímicas en cuanto a biocompatibilidad, estabilidad química, rigidez y elasticidad, para favorecer su integración ósea y permitir situaciones de carga funcional. El material utilizado actualmente en la fabricación de la mayoría de los implantes es el titanio comercialmente puro, en cuya composición se halla menos del 25% de impurezas [30-31].

La aleación de titanio Ti6Al4Va posee mejores características mecánicas que el titanio comercialmente puro. El titanio constituye el cuarto elemento más abundante de la tierra (después del aluminio, hierro y magnesio), tiene un peso molecular de 47,9 kDa y un número atómico de 22 [30-31]. Posee una excelente relación entre resistencia mecánica y densidad, a pesar de que su densidad es de 4,51gr/cm3, su módulo de elasticidad es parecido al del hueso humano [32].

Bioquímicamente se caracteriza porque al contacto con el aire o los líquidos místicos se oxida de forma superficial limitando los fenómenos de biocorrosión. Esta capa de óxido es muy delgada (2-5 nanómetros) pero es sumamente impermeable, de esta forma el metal queda protegido de la corrosión por dicha pantalla que al ser inerte le confiere una característica ideal para el medio bucal que le impide reaccionar con otros elementos [30-32]

La configuración cristalográfica del titanio es diversa y se denomina alfa, beta o alfa-beta. Estas variedades cristalográficas se manipulan con la adición de aleantes y por la acción de procesos termomecánicos que cambian sus propiedades físicas. Las aleaciones se clasifican según el tipo de fase que presentan a temperatura ambiente. El titanio comercial mente puro se clasifica dentro del grupo "alfa" y las aleaciones poseen una estructura cristalográfica del tipo "alfa-beta" como es el caso de la aleación Ti6Al4Va [30-32].

El titanio comercialmente puro es de gran aplicación comercial, no así el totalmente puro (es de difícil obtención dada su elevada reactividad con el oxígeno). La American Society for Testing and Materialf (ASTM) clasifica el titanio comercialmente puro en cuatro grados de pureza definidos según la concentración de otros elementos presentes [32].

Composición % Peso	N	C	O	Fe	H	Ti
Grado 1	1	0,03	0,1	0,18	0,20	0,0125
Grado 2	2	0,03	0,1	0,25	0,30	0,0125
Grado 3	2	0,05	0,1	0,35	0,30	0,0125
Grado 4	3	0,05	0,1	0,40	0,50	0,0125

Tabla 1.
Clasificación de los grados de pureza del titanio comercialmente puro según la ASTM.

El grado 1 es el más puro y el que posee mejor histocompatibilidad, pero es más frágil que el de grado 4, que es un metal más sólido aunque menos biocompatible.

El diseño macroscópico del implante dentario depende de distintos parámetros destinados a satisfacer o mejorar las demandas que actualmente se esperan de ellos (estética), su adaptación a las nuevas técnicas quirúrgicas, su aplicación a las diferentes situaciones anatómicas, su utilización en diferentes calidades óseas, así como favorecer los procedimientos clínicos que buscan el acortamiento de los tiempos de tratamiento.

En la actualidad están prácticamente desechados los implantes subperiósticos y en láminas, siendo los endoóseos (con morfología externa que recuerda a las raíces) los usados por la mayoría de los sistemas de implantes.

3.1. DISEÑO MACROSCÓPICO.

El macrodiseño de los implantes está encaminado a mejorar tres aspectos clínico-biológicos, el aumento de la estabilidad primaria, la adaptación a los defectos anatómicos y a los alvéolos postextracción, y el mantenimiento de la cresta ósea alveolar marginal a largo plazo. English y cols. [33] clasifican las morfologías básicas de los implantes dentarios como:

1. **Subperiósticos.**

Diseñados en los años cuarenta del siglo XX, pueden tener una morfología de arco completo para los casos de edentulismo total, o ser unilaterales para edentulismos parciales, que se adaptan a situaciones de reabsorción ósea extrema. Con la tecnología que facilita la tomografía computarizada (TC) pueden diseñarse sobre un modelo tridimensional estereolitográfico, lo que garantiza una perfecta adaptabilidad sobre la base ósea.

2. **Transóseos.**

Diseñados en los años treinta del siglo XX. Tienen una variante con tres o cuatro postes donde puede retenerse una prótesis fija o una sobredentadura. Ideado para casos de reabsorción mandibular severa, mandíbulas irradiadas, injertos óseos, pseudofracturas y otros casos de mal pronóstico [34-35].

3. **Endoóseos.**

Dentro de ellos encontramos distintos tipos:

Marco de rama: Diseñado en la década de los sesenta, han sido utilizados como apoyo posterior para prótesis parciales fijas mandibulares cuando existe una insuficiente anchura y altura ósea en el cuerpo de la mandíbula. Concepto de poste: Diseñado en los años cincuenta para ser utilizado como estabilizador transendodóntico.

Concepto de disco: Diseñado en los años setenta. Debe ser colocado con unos osteotomos especiales.

Concepto de lámina: Diseñado a finales de los sesenta por Linkow [36]. Existen muchas variaciones (de una o dos etapas quirúrgicas, para diente único, cabeza única o doble, para maxilar o mandíbula)

El concepto *radicular* de los implantes intraóseos representa la forma más utilizada, actualmente, como un tornillo cilíndrico o en forma de raíz dental en el que se pueden diferenciar tres partes (cuerpo, cabeza y porción transmucosa) [37]. La mayoría de los sistemas de implantes actuales se basan en este diseño macróscopico con variaciones más menos definidas.

El *cuerpo* **es** la parte fundamental del implante desde un punto de vista biológico, ya que colocada quirúrgicamente en el interior del hueso, permite su osteointegración. Dependiendo de la morfología y el procedimiento quirúrgico utilizado para conseguir el anclaje primario, se distinguen dos tipos básicos de implantes. Los implantes lisos presentan una superficie cilíndrica homogénea y su colocación endoósea se realiza mediante un mecanismo de presión axial o percusión. Su inserción es más sencilla, presenta menos pasos quirúrgicos, pero la obtención de una fijación primaria, en ocasiones, es más difícil si se produce una pequeña sobreinstrumentación. Actualmente no se utilizan [37].

Los implantes roscados presentan espiras propias de un tornillo y su colocación endoósea se realiza labrando el lecho mediante un macho de terraja que permitirá el posterior roscado del implante. Requiere más pasos quirúrgicos, pero presenta una buena fijación primaria. En estos implantes el elemento diferencial es el perfil de sus roscas. Las roscas pueden tener, según su perfil, forma de "V", de cuadrado o asimétricas con la porción superior de la rosca más larga que la inferior (árbol de navidad). También existen diseños que varían el perfil y la densidad de las roscas a lo largo de la superficie externa del implante con el fin de que la fijación no sea igual de agresiva en toda su longitud [37].

Actualmente los implantes roscados presentan un diseño que no necesitan el labrado del lecho y además proporcionan un alto grado de estabilidad primaria. Este tipo de implante roscado son los más utilizados en la práctica implantológica actual [37].

La *conexión* es la parte estructural del implante que permite el ajuste pasivo del transepitelial o de los distintos aditamentos protésicos, que van fijados mediante tornillos en el interior del implante. Pueden ser dotados de un hexágono, pentágono u octógono externo o interno o bien por una conexión interna de tipo cónica. Esta zona constituye un elemento antirrotacional en la mayoría de los casos [37].

La porción transmucosa o cuello sirve de conexión entre la parte oseointegrada y las supraestructuras protésicas. Es la porción circular destinada a estar en contacto con la mucosa. Tiene como objetivo facilitar el sellado biológico que debe producirse entre la superficie del implante y la mucosa periimplantaria [38]. El sellado biológico se logra por la adhesión de los hemidesmosomas procedentes del epitelio y los fibroblastos procedentes del tejido conectivo. Parece ser que una rugosidad baja favorece la proliferación fibroblástica y la unión de los fibroblastos a su superficie a través de las proteínas de adhesión [38].

Existen pilares transmucosos con diferentes diámetros y alturas, de superficie externa pulida. La mayoría de los sistemas presentan esta porción transmucosa como un componente enrroscable al cuerpo del implante, sin embargo en determinados sistemas de implantes esta porción va unida sin solución de continuidad con el cuerpo [37].

Normalmente la plataforma que alberga el sistema de unión entre el implante y el pilar protésico es un plano, pero recientemente se ha desarrollado un nuevo concepto denominado "plataforma parabólica", en que el extremo mesial y distal de la plataforma presentan una elevación diseñada para ofrecer soporte al hueso interproximal, y en consecuencia a las papilas interdentales o interimplantarias, de forma que facilitará el mantenimiento de un contorno gingival fisiológico y más estético [37].

3.2. SUPERFICIE

La superficie de los implantes o microsuperficie es, en la actualidad, un objetivo preferente de los investigadores y de la industria, debido a que mediante las variaciones en su morfología y propiedades podemos influir sobre la intensidad y velocidad de la integración ósea [39-40].

La calidad de la superficie del implante dependerá de sus características físicas, químicas y topográficas. La composición química, las impurezas de la superficie así como el grosor y estructura de la capa superficial influyen en el grado de biocompatibilidad [39-40].

Por lo tanto en función de la superficie podemos mejorar tres aspectos como son la aposición ósea acelerada en la fase inicial de cicatrización, el aumento en el área de la superficie en contacto del implante con el hueso y la mejora del anclaje del implante [39-40].

También existen otras propiedades físicas que influyen a corto y largo plazo en la osteointegración como son la *energía superficial* y la *carga superficial* [42]. La energía superficial viene definida por la densidad de la carga general y la polaridad. Por lo tanto, una superficie con energía alta tiene gran afinidad para la absorción, influyendo sobre las proteínas para formar un recubrimiento primario ventajoso y así mejorar la osteointegración del implante. La carga superficial es la habilidad para absorber iones positivos o negativos en superficie, siendo éste un factor fundamental para la nucleación de otros materiales sobre la superficie del implante [42-43].

Una vez dicho esto, se hace necesario conocer los métodos que existen para evaluar la superficie de los implantes. En este sentido Wennerberg y Albrektsson [44] describen los diferentes métodos utilizados para evaluar las superficies rugosas de los implantes.

3.2.1. **Metodología de evaluación de la superficie de los implantes dentales.**

3.2.1.1.*Perfilómetros de contacto mecánico.* Se tratan de instrumentos que constan de una punta de diamante que se pone en contacto con la superficie a analizar a una velocidad constante. Los movimientos verticales del brazo se registran con signos digitales y representan el perfil de la superficie analizada. Es útil para poner de manifiesto y medir las desviaciones en la forma del implante. Al utilizar este método se aconseja observar previamente la muestra con un microscopio de luz [44].

3.2.1.2. *Instrumentos ópticos.* No entran en contacto con el implante, lo que le proporciona la ventaja de no dañar su superficie y obtiene mejor resolución los instrumentos de contacto. Dentro de este grupo podemos destacar el *sistema de detección de focos* (el más adecuado para los implantes de superficie rugosa, para los de spray de plasma y para algunos recubiertos de hidroxiapatita), el *microscopio de escaneo con láser conofocal* (que es el más preciso para medir las superficies porosas y/o inclinadas así como los flancos del implante) y el *interferómetro de luz blanca* (sistema en el que las irregularidades de las superficies causan cambios en la luz reflectada). Los dos últimos instrumentos son los métodos más aceptados para la evaluación de los diseños de los implantes[44].

3.2.1.3. *Escáner con sondas microscópicas.* Mide la interacción entre la punta del instrumento y la superficie de la muestra. Dicha punta está unida a un brazo que se desplaza verticalmente dando unos valores que posteriormente son registrados. Presenta una alta resolución, por lo que se pueden visualizar estructuras muy finas como las moléculas de proteínas. Esta elevada resolución también permite evaluar la relación entre las superficies rugosas y los procesos biológicos. Las medidas pueden efectuarse tanto en aire como en medio líquido. Como inconveniente presenta que el rango máximo de medida vertical puede ser insuficiente para evaluar algunas superficies implantarias [44].

3.2.2. **Metodología de evaluación de la superficie de los implantes dentales según la topografía**.

Las zonas que deben medirse varían según el tipo de implante a evaluar. En los implantes atornillados es recomendable medir los picos, las depresiones, y los flancos, haciendo tres medidas en cada uno. En los implantes cilíndricos es suficiente con medir tres áreas diferentes ya que la topografía de la superficie es similar en las demás localizaciones. Las diferencias entre un mismo grupo de superficies se debe al distinto procesado industrial al que se someten aun teniendo la misma cobertura, lo que se pone de manifiesto en los implantes procesados con plasma spray [44].

Atendiendo al grado de rugosidad las superficies de los implantes se clasifican en lisas, rugosas y porosas. Dentro de las superficies lisas se encuentran las de mínima rugosidad (rugosidad media en perfil 0,5-1 um), las de rugosidad intermedia (rugosidad media en perfil 1-2 um) y las porosas (rugosidad media en perfil 2-3 um). Pero en términos generales una superficie se denomina lisa cuando su rugosidad es inferior a 1um y rugosa cuando es superior a 1um. La superficie lisa de titanio se denomina *mecanizada*, teniendo una rugosidad media en perfil entre 0,53 y 0,96 um 45-46.

3.2.3. **Métodos de tratamiento de la superficie de los implantes dentales**.

Existen diversos métodos para tratar la superficie del implante y convertirla en rugosa con el fin de incrementar el grado de oseointegración, al aumentar su adhesión a las proteínas que influyen en la adherencia celular [39-41].

3.2.3.1. *Recubrimiento con técnicas de adición.*

Técnicas de spray de plasma de partículas de hidroxiapatita o de titanio [47]. Puede realizarse la deposición química o física de vapor en la que se recubre el implante de una capa de diamante [48]; el rociado de fosfato cálcico por radiofrecuencia [47]; el aumento de la capa de oxido de titanio por oxidación anódica [45-46].

3.2.3.2. *Tratamientos con técnicas de sustracción.*

3.2.3.2.1. Arenado con partículas (cristal, óxido de titanio, óxido de aluminio, óxido de zirconio) de diversos tamaños. Esta técnica consiste en la proyección de diversas partículas de elevada pureza a gran velocidad y presión sobre la superficie del implante. Este proceso mejora las cualidades mecánicas, la resistencia a la fatiga y la resistencia a la corrosión. Por otra parte se obtiene una buena limpieza de los contaminantes superficiales.

3.2.3.2.2. Grabado ácido o doble grabado ácido (ej clorhídrico, sulfúrico, fluorhídrico, nítrico). Debe hacerse por inmersión en ácidos no muy concentrados, durante poco tiempo y a una temperatura controlada. Este método aumenta la capacidad de oseointegración, la superficie de contacto y la estabilidad primaria del implante [49].

3.2.3.2.3. Arenado y grabado ácido. Está técnica combina las dos anteriores se realiza un arenado y posteriormente un grabado ácido. De esta forma se pretende incrementar la velocidad y el grado de osseointegración [39-40].

3.2.3.3. *Modificación de la superficie del material.*

Esta técnica de tratamiento de la superficie de los implantes no añade ni sustrae matarial, sino que modifica la superficie por tratamiento físicos, con rayo electro-térmico; con láser; o mediante una implantación iónica (electrones que se aceleran a elevadas velocidades y se hacen incidir con la superficie a tratar) [50].

Una superficie es dinámicamente biocompatible cuando sus propiedades y las condiciones biofuncionales del complejo anatómico en el que está insertada permanecen estables con el paso del tiempo, respetando las funciones del órgano. Todas las superficies actuales deben cumplir esta premisa [51].

Es decir, la respuesta del huésped a corto, medio y largo plazo no debe interferir biológicamente la fisiología del paciente y no provocar reacciones de citotoxicidad y genotoxicidad de forma local, regional o sistémica [31].

A pesar de que la biocompatibilidad y la velocidad de oseointegración de las superficies recubiertas de hidroxiapatita están demostradas, también se han aportado referencias en cuanto a la variabilidad de la fuerza de unión entre el cuerpo de titanio del implante y el recubrimiento y su distribución poco uniforme. Cuanto mayor es el porcentaje de cristalinidad y menor es la parte amorfa de la hidroxiapatita que recubre el implante mayor calidad tiene, siendo su reabsorción menor y más lenta [50,52-53].

En función de la *rugosidad media en superficie,* las microsuperficies de los implantes se clasifican en pulidas (entre 0 y 0,4 um); con rugosidad mínima o maquinada (entre 0,5 y 1 um); con rugosidad moderada (entre 1 y 2 um) y de rugosidad elevada (más de 2 um; como son las superficies con partículas de titanio o de hidroxiapatita)[44].

Entre las superficies de rugosidad moderada se encuentran Tioblast de Astra Tech®, Frialit de Friadent® y RBM de Biohorizons® por arenado de partículas de óxido de titanio, óxido de aluminio y fosfato cálcico; las de arenado y grabado como SLA de Straumann® ; las obtenidas por doble grabado ácido como son Osseotite de 3i® y Avantblast de Defcon®; y por oxidación anódica como TiUnite de Nobel Biocare®[44].

Recientemente las novedades en las superficies están orientadas a proporcionar bioactividad. Por lo tanto, la investigación en este campo tiende a añadir a las superficies con rugosidad determinada de los implantes modificaciones para acelerar el proceso de oseointegración a su alrededor [40].

La superficies bioactivas están siendo comercializadas por diversas empresas del sector. La superficie OsseoSpeed® constituye una modificación química de la superficie TiOblast® de los implantes Astra Tech®. Esta superficie ha demostrado en estudios experimentales una fuerza de unión al hueso que no es explicable sólo de una forma mecánica. Su mecanismo de acción parece ser que es el intercambio de flúor con los grupos fosfato del hueso para formar fluorapatita y uniones covalentes entre la superficie del implante y el fosfato cálcico del hueso[54].

La superficie SLA Active® incluye una topografía que afecta a la humectabilidad inicial y a la aposición ósea periimplantaria. Hasta ahora, las superficies convencionales de titanio eran inicialmente hidrófobas, debido al recubrimiento parcial de su microestructura con hidrocarburos y carbonatos. Sin embargo, SLA Active® (superficie modificada chorreada con arena y grabada al ácido) se elabora lavándola en atmósfera de nitrógeno [55].

A continuación y tras el grabado ácido se sumerge en una solución isotónica de cloruro de sodio para evitar el contacto con las moléculas de la atmósfera. Por lo que esta modificación de la superficie original presenta una mayor energía libre superficial y una hidrofilia superior, con unos ángulos de contacto con el agua de 0°, en comparación con los 139,9° de la superficie original. SLA Active pretende mantener la hidrofilia y la elevada energía superficial natural de las superficies de dióxido de titanio hasta la inserción quirúrgica del implante [55].

La nueva superficie de 3i, Superficie NanoTite®, consiste en la sinergia de su habitual superficie rugosa Osseotite® y el depósito discreto de cristales de fosfato cálcico, proporcionando así los beneficios biológicos de estos cristales a escala nanométrica [56].

3.3. FACTORES RELACIONADOS CON LA OSEOINTEGRACIÓN.

El éxito del tratamiento con los implantes dentales se produce cuando se consigue su oseointegración en el sentido del concepto introducido por Bränemark [57]. Deben cumplirse una serie de requisitos para lograr la oseointegración, aunque actualmente están sujetos a revisión respecto a los que fueron preconizados inicialmente, especialmente en lo que se refiere a la puesta en función del implante (carga funcional) [58-60].

3.3.1.*Biocompatibilidad.* Deben emplearse materiales biocompatibles que no desencadenen reacciones a cuerpo extraño. Si es metal libera productos corrosivos causará una reacción inflamatoria. Hoy en día no se duda que el material de elección para el cuerpo del implante debe ser de titanio comercialmente puro o bien alguna aleación biocompatible que mejore las características físicas.

3.3.2.*Técnica quirúrgica atraumática.*

Debe de controlarse la temperatura que alcanza el hueso durante el fresado (no debe exceder de 47° durante 1 minuto) para no producir necrósis ósea y por lo tanto la no integración del implante. Para ello es necesario fresar a una velocidad adecuada y con abundante irrigación. También tiene gran importancia las condiciones de asepsia quirúrgica durante el proceso de instalación del implante.

3.3.3.*Diseño del implante.*

La morfología macroscópica debe ser tal que permita una distribución uniforme de la carga funcional y ofrezca estabilidad una vez instalado en cualquier tipo de hueso. En cuanto a la microsuperficie debe ser tal que facilite la integración y contribuya a la retención mecánica primaria.

3.3.4.*Estado del hueso receptor.*

Tanto en sus dimensiones (altura y anchura) como en su calidad deben ser suficientes para que el implante pueda ejercer su función de soporte. La cantidad ósea influye en garantizar una larga vida de función del implante, en cuanto a la calidad, condiciona el porcentaje de superficie de contacto a corto plazo.

3.3.5. *Calidad de los tejidos blandos periimplantarios.*

Es recomendable que exista mucosa queratinizada alrededor del cuello del implante, ya que ésta favorece el sellado biológico periimplantario y facilita la higiene bucal. Por otra parte, la calidad de los tejidos blandos influye en el resultado estético de la restauración protésica definitiva.

3.3.6. *Carga funcional.*

Cuando se realiza la rehabilitación prostodóncica y los implantes son cargados funcionalmente, deben permitir como máximo un micromovimiento de 150 µm. Por lo tanto, se consideran criterios de éxito los determinados por Albrektsson y cols. en 1986 [58]:

Un implante individual, no ferulizado, sea inmóvil cuando se le examina clínicamente.

La radiografía no muestre signos de radiotransparencia periimplantaria.

La pérdida vertical ósea sea menor de 0,2mm anuales a partir del primer año de carga del implante.

La persistencia individual del implante debe caracterizarse por ausencia de signos y síntomas como dolor, infección, neuropatía, parestesias o vulneración del canal mandibular.

Dentro de este contexto, el porcentaje de éxito a los 5 años debe ser superior al 85% y de 80% a los 10 años.

Por el contrario, entre los factores que perjudican gravemente a la oseointegración se encuentran una inadecuada vascularización ósea; la movilidad del implante (falta de estabilidad primaria); la sobrecarga mecánica (una vez puesto en función) y el mantenimiento inadecuado (por mala higiene, mal diseño del plan de tratamiento o mal diseño de la prótesis) [60-62].

De todos modos, estos mismos autores establecen que los porcentajes de éxito varían en función de la zona anatómica en la que se inserte la fijación (hueso tipo 1, 2, 3 ó 4) [63].

4. SISTEMAS DE VALORACIÓN DE LA OSEOINTEGRACIÓN.

En la actualidad existen múltiples cuestiones sin responder que precisan de respuestas basadas en la evidencia. Entre dichas preguntas se encuentran ¿Cuándo ocurre la oseointegración?; ¿Cuál es el período óptimo de integración?; ¿Cuál es el momento adecuado para cargar el implante?; ¿Cuál es la influencia de las superficies tratadas en la integración de los implantes?

Todas estas respuestas deberían poder ser contestadas mediante un método cuantificable e independiente del observador. De esta forma, debería ser posible monitorizar la estabilidad de los implantes antes y después de su inserción mediante un parámetro fiable que nos facilite tomar decisiones como el tipo de prótesis que sería capaz de soportar un determinado implante con garantía de éxito a largo plazo.

En la actualidad se han venido utilizando diferentes parámetros que evalúan la estabilidad del implante de una forma subjetiva y muy dependiente del observador, así como otros métodos más objetivos. Entre ellos se encuentran:

4.1. ESTUDIOS *IN VITRO*.

Son aquellos estudios que se realizan en el laboratorio, reproduciéndose las condiciones necesarias en cultivos sin necesidad de tener que colocar los implantes en personas ni animales [64-75] . Son los estudios de elección ante cualquier nueva idea en el campo de la implantología [75].

Son muy útiles para estudiar el comportamiento de las células (adhesión de osteoblastos) sobre las distintas superficies de implantes, así como para determinar el ángulo de unión de las distintas células y tejidos a las superficies implantarias [64].

Es también importante en este sentido conocer la citotoxicidad de las distintas sustancias utilizadas (grabado ácido, arenado etc) par dotar de rugosidad a las superficies de los implantes [31].

Ese tipo de estudio permite ver la evolución de las diferentes células en el tiempo en relación con las distintas superficies de implantes. Así, se puede estudiar si una superficie promueve la unión temprana o no de las distintas células, lo que es de vital importancia para poder acortar los tiempos de carga de nuestros implantes. Este hecho permite la mejor aceptación del tratamiento por parte de nuestros pacientes [66].

La accesibilidad en la observación que tienen este tipo de estudios facilita enormemente cuantificar determinados parámetros como son la energía superficial [72] y los distintos fenómenos químicos (absorción de proteínas como la albúmina) que tienen lugar sobre las distintas superficies implantarias [66]. Las nuevas tecnologías como el láser de CO2 son también aplicadas en los estudios *in vitro* para analizar la adhesión de los osteoblastos (oseointegración) a las superficies implantarias (en este caso discos de titanio) irradiadas con este sistema [67, 69].

Con estos estudios no sólo se puede observar la capacidad de adhesión celular a las diferentes superficies de implantes, sino que son también útiles para estudiar tanto su diferenciación como su expresión genética (ARNm). De esta forma, las superficies implantarias modificadas con flúor e hidroxiapatita son capaces de mejorar estos aspectos [68,70,73-74].

Algunas empresas como Straumann® han utilizado estudios *in vitro* para corroborar la eficacia de sus nuevas superficies (SLA) estudiando la hidrofilia de las mismas, para así evitar la contaminación de la superficie al contacto con el aire [71]. También se pueden combinar estos estudios con técnicas como la gammagrfía ósea [76-78].

4.2. ESTUDIOS *IN VIVO*.

4.2.1. **Histomorfometría.**

Son muchos los trabajos que evalúan la oseointegración mediante estudios histológicos, sobre todo en experimentación animal. Dichos estudios permiten determinar la cuantificación y el nivel de calidad del contacto que consigue la superficie del implante con el hueso receptor a través del tiempo, mediante el uso de diferentes técnicas de tratamiento de las imágenes de los cortes y escalonando el sacrificio de los animales de experimentación.

Los métodos de cuantificación utilizados normalmente son el análisis histomorfométrico y el porcentaje de contacto ya sea a partir de observaciones hechas en el microscopio óptico como en el microscopio electrónico de barrido (el procesado de las muestras es distinto según el método utilizado para observarlas). Dentro del análisis histomorfométrico, parámetros como la cuantificación del número de osteoblastos/osteocitos, la distribución de otros tipos de células (fibroblastos, osteoclastos y macrófagos), distribución y orientación de las fibras colágenas, así como el grado de madurez y calcificación, permiten cualificar la oseointegración en función del tiempo y comparar diferentes implantes con fiabilidad[79-80].

La histomorfometría es la valoración cuantitativa que permite el recuento de células, la medición bidimensional (anchura, longitud, perímetro y área) y tridimensional (volumen, anchura y superficie) de diferentes tejidos vivos [81,82].

La evaluación histológica del hueso se ha visto limitada durante años por las dificultades técnicas, de tal manera que antes de 1960 se realizaban únicamente técnicas de decalcificación que permitían obtener un tejido lo suficientemente blando para incluirlo en parafina [81]. Con el desarrollo técnico de medios duros de inclusión (monómeros plásticos) y de microtomos especiales se ha permitido cortar el hueso sin descalcificar, permitiendo así realizar nuevos estudios [83].

Existen cuatro fases fundamentales a distinguir en las técnicas de procesado del hueso:

1.*Fijación*. El medio más adecuado es el formaldehído, debido a su buena capacidad para mantener las células. Su principal problema es que se transforma progresivamente en ácido fórmico, el cual desmineraliza el hueso. Para compensar este aspecto es tamponado con diferentes sustancias como son los carbonatos y los fosfatos [82].

2. *Inclusión*. Lo que se pretende es conseguir la deshidratación de la muestra (eliminación completa de la grasa y el agua mediante concentraciones crecientes de alcohol o acetona) para permitir la correcta penetración del plástico o polímero. Los medios más utilizados son las resinas epoxi y los derivados acrílicos (metimetacrilato y glicolmetacrilato). La inclusión en metacrilato es la de elección en el caso de microscopía óptica.

3. *Sección*. El microtomo debe ser suficientemente potente para el tamaño de la muestra. Para las muestras de gran tamaño se utilizan microtomos de deslizamiento. La calidad del corte depende de tres factores fundamentales, la velocidad de corte (debe ser muy baja); el ángulo de corte (entre 35° y 50°); y el espesor decorte (una sección de 4-7µm da buenos resultados. Por debajo de 3µm la compresión de la cucharilla es demasiado grande y por encima de 10-12µm aumenta el peligro de fracturas) [82].

La técnica de sección y pulido descrita por Donath y Breuner [84] se ha ido incorporando de manera masiva en los procedimientos del estudio del hueso sin descalcificar. Con este método se utiliza un sistema con banda de sierra que obtiene muestras de un espesor de 30-50µm, permitiendo cortar muestras que incorporen metales y tejidos dentarios.

4.*Tinción*. Previamente a la tinción las secciones deben ser plastificadas e hidratadas. No existe la tinción perfecta para visualizar todas las estructuras de interés. De esta manera, la tinción más fiable para la distinción entre osteoide y hueso calcificado es la de Von Kosa, pero no proporciona un detalle celular óptimo. Tiñe el osteoide de rosa y el hueso mineralizado de negro [82,85].

La modificación de Goldner del Tricrómico de Masson permite observar con nitidez las células óseas, pero tiene tendencia a sobreestimar el volumen de osteoide, sobre todo cuando tiene poco espesor. Tiñe el osteoide de rojo y el hueso mineralizado de verde. La hematoxilina-eosina permite obtener una visión de conjunto y tiñe el osteoide de color rosa pálido y el hueso mineralizado rosa oscuro [82,85].

El azul de toluidina presenta una buena coloración de las células de manera superior a la hematoxilina-eosina. Con este procedimiento se tiñen de azul intenso los proteoglicanos debido a la reacción metacromática con los mucopolisacáridos ácidos. La tinción rojo sirio se utiliza para ver la disposición de las fibras colágenas cuando transmite luz polarizada [82,85].

El procedimiento habitual de tinción requiere la obtención previa de cortes delgados, pero existen otras modalidades. Así, la tinción se puede realizar en bloque (inmersión de toda la muestra en la tinción antes de la inclusión y corte) o en superficie (para observar láminas gruesas sin deplastificar), que sólo tiñe el tejido en contacto con toda la superficie de corte y de esta manera el tejido profundo no interfiere al realizar mediciones histomorfométricos [82,85].

5.*Evaluación*. Los parámetros histomorfométricos resultan de relacionar entre si una serie de recuentos y mediciones efectuadas en el tejido óseo, permitiéndonos definir cuantitativamente las características estructurales y funcionales del hueso en condiciones normales, patológicas o experimentales. Pueden obtenerse valores bidimensionales o tridimensionales. La histomorfometría, a su vez, se puede llevar a cabo con parámetros estáticos o dinámicos en caso de realizar marcajes con tetraciclinas separados en el tiempo [82].

Para minimizar las variables, clasificaremos los distintos estudios por animal de experimentación, localización anatómica y tiempo de registro, quedando por tanto como única variable del análisis las diferentes superficies de implantes:

4.2.2. *Estudios histomorfométricos en ratas.*

De los estudios realizados sobre ratas, destacan aquellas investigaciones dirigidas a valorar la afectación en el nivel de oseointegración frente a factores como la presencia de tabaco, diabetes, ausencia de ovarios, presencia de ciertas proteínas, así como la corrosión de los materiales de los implantes [86-90].

En 2003, Marinho y cols [91] realizan un estudio en tibias de ratas, en el cual comparan el porcentaje de oseointegración obtenido con implantes de superficie mecanizada frente a implantes con superficie SLA. En este sentido, se obtuvieron mejores resultados para la superficie SLA en casi todos los tiempos del estudio:

	Días	**5**	**15**	**30**	**60**
0,5-1µm	**Mecanizada**	9%	13%	42%	53%
1-2µm	**SLA**	10%	12%	53%	60%

Tabla 2.

Posteriormente, se realizó otro estudio para confirmar el prerrequisito de la fijación primaria en el éxito de la oseointegración [92]. El contacto óseo se observó en aquellos implantes del estudio que se colocaron con estabilidad primaria, frente a la ausencia de contacto óseo en los colocados sin estabilidad primaria. La localización anatómica fué en la rama mandibular de las ratas. Así, se obtuvieron los siguientes valores de BIC (Bone Implant Contact) [92].

	meses	**1**	**3**	**6**	**9**
1-2µm	**SLA**	38%	52%	68%	81%

Tabla 3.

Mendoça y cols [93] investigaron la influencia de las superficies implantarias revestidas con nanoestructura de alúmina en la diferenciación de los osteoblastos y su efecto sobre la oseointegración. Para ello, se utilizaron implantes mecanizados, grabados con ácido y bañados en una solución de óxido de aluminio. Los implantes fueron colocados en tibias de rata y su contacto hueso-implante (BIC) medido entre la primera y la novena semana. Estos autores concluyen que los implantes bañados en solución de óxido de aluminio parecen tener una influencia directa en la mejora del comportamiento celular (osteoblastos), y por lo tanto, en la mejor oseointegración [93].

Vieira y cols [94] investigaron cómo los implantes cuya superficie ha sido tratada con óxido de aluminio pueden reducir la acción negativa producida por la contínua administración de los inhibidores selectivos de la ciclooxigenasa-2 en la curación ósea alrededor de los implantes. En este sentido, colocaron 2 tipos de implantes (mecanizados y tratados con óxido de aluminio) (n = 60) en las tibias de 30 ratas Wistar. Los resultados obtenidos (BIC) a los 2 meses fueron: mecanizados (25% - 39%) frente a los tratados con óxido de aluminio (33% - 45%). Se concluye, por lo tanto, que los implantes tratados con óxido de aluminio en su superficie pueden incrementar el contacto hueso-implante pero no revierten el efecto negativo en la oseointegración producido por la administración de ciclooxigenasa-2 [94].

4.2.3. *Estudios histomorfométricos en monos.*

El primer trabajo que valora la oseointegración utilizando monos como animal de experimentación es el equipo de trabajo de Carr y cols [95] en 1997. En este trabajo se compara a los 3 meses el porcentaje de unión a hueso de implantes de titanio puro, aleación de titanio y superficie de hidroxiapatita. Se obtuvieron valores similares para el titanio puro y la aleación de titanio (39% y 40% de BIC respectivamente), siendo los mejores resultados para las superficies de hidroxiapatita (61%).

Posteriormente, el mismo equipo de investigación, expusieron resultados a los 6 meses comparando, nuevamente, implantes de titanio puro y aleación de titanio frente a la superficie TPS [96]. No encontraron diferencias significativas entre ellos, pero sí en los valores de oseointegración entre maxilar superior y mandíbula [96].

La mayoría de los estudios realizados en monos analizan la oseointegración en implantes cargados, ya que es un animal de experimentación favorable para la carga de implantes. Watzak y cols [97] compara implantes de superficies mecanizadas con arenado y posterior grabado ácido y TPS. Los implantes fueron colocados en la zona del primer y segundo molar maxilar y mandibular, siendo cargados a los 9 meses. El análisis histomorfométrico se realizó a los 18 meses. Los resultados obtenidos fueron:

	Mecanizados	Arenado/grabado	TPS
Maxilar	66%	70%	58%
Mandíbula	60%	69%	74%

Tabla 4.

Vermino y cols [98] realiza un estudio con implantes de superficie Osseotite (n = 80) que fueron colocados en zona de premolares y molares maxilares y mandibulares. Se analizó los resultados pasados 3 meses de oseointegración. Se establecieron dos grupos de estudio (un grupo de implantes es cargado con prótesis fija al mes de la colocación y el otro a los dos meses). Los resultados para el primer grupo fueron de un 76% de contacto y para el segundo grupo de 77%, por lo que no se encontraron diferencias significativas entre ambos [98].

En otro estudio se comparan implantes de zirconio con arenado en superficie con implantes de titanio con arenado de alúmina y posterior grabado (n = 24) [99]. Ambos grupos de animales se sometieron a carga con prótesis fija durante 5 meses después del período de oseointegración. El análisis histomorfométrico reveló mejores resultados para los implantes de titanio (72%) frente a los implantes de zirconio (67%) [99].

Varios estudios realizados en hueso tipo II muestran que los implantes con superficie porosa con óxido de titanio (TPO) revestidos con la proteína morfogenéticas rhBMP-2 inducen la formación de hueso local (oseointegración). En este sentido Wikesjö y cols [100] intentan evaluar la oseointegración de este tipo de implantes en hueso tipo IV. Se colocaron 48 implantes en las mandíbulas edéntulas de 8 monos adultos (Cynomolgus). A 4 animales se le colocaron 3 implantes TPO con 2,0 mg/ml de rhBMP-2 a cada uno, a los 4 siguientes se colocaron 3 implantes TPO con 0,2 mg/ml de rhBMP-2 a cada uno y a un grupo control (formado por las mandíbulas contralaterales de los 8 primates) se colocaron 3 implantes TPO sin rhBMP-2 a cada uno. Los animales fueron sacrificados a las 16 semanas, obteniéndose unos resultados (BIC): 43% en el primer grupo (2,0 g/ml de rhBMP-2) y 37% en el segundo (0,2 mg/ml de rhBMP-2). Se llega a la conclusión de que los implantes TPO revestidos de rhBMP-2 aceleran/mejoran la oseointegración en hueso tipo II de forma dosis dependiente [100].

4.2.4. *Estudios histomorfométricos en cabras.*

Las zonas anatómicas más utilizadas para medir el grado de oseointegración de los implantes son el fémur y la tibia. Así, Anitua y cols [101] utilizaron la tibia y el radio de cabras para valorar los resultados de oseointegración en implantes (n = 23) con plasma rico en factores de crecimiento (PRGF). Los resultados revelaron un mayor porcentaje de contacto (51%) en el grupo con plasma frente al grupo sin plasma (21%), ambos a las 8 semanas [101].

Otro estudio compara implantes arenados con óxido de titanio frente a implantes cubiertos de CaP amorfocristalino de diferentes tamaños (CaP-0,1µm, CaP-1µm y CaP-4µm) [102]. Los implantes (n = 48) se insertaron en los cóndilos femorales mediales de 12 cabras. Los resultados se registraron a las 6 y 12 semanas, mostrando resultados significativamente más altos para los implantes CaP-4 (65% y 83%) y CaP-1 (78% y 73%), que para los arenados sin cubrir (51% y 49%) y CaP-0,1 (63% y 53%) en los dos tiempos del estudio [102].

Resultados similares son confirmados por otro estudio donde se compara implantes (n = 36) de superficies arenada con alúmina y posteriormente grabada frente a superficies cubiertas de CaP de 2,3 µm [103]. La localización de inserción también fue en los cóndilos femorales mediales. Los resultados obtenidos fueron de un BIC de 60% para superficies arenadas y grabadas y 83% para superficies con recubrimiento a las 6 semanas [103].

Manders y cols [104] analizaron implantes con recubrimiento de fosfato de calcio en fémur de cabras, comparándolos con los recubiertos de hidroxiapatita y los mecanizados (n = 24). Los hallazgos histomorfométricos a las 12 semanas, mostraron los mejores resultados para las superficies de hidroxiapatita (67%), seguidas de las de recubrimiento con fosfato de calcio (47%), quedando en último lugar las superficies mecanizadas [104].

En otro estudio se analizó el porcentaje de contacto de implantes Biocomp® con superficie arenada y posteriormente grabada con ácido, frente a implantes de superficie mecanizada [105]. Los implantes fueron colocados en el fémur de cabras sacrificadas 2 horas antes, registrándose los resultados inmediatamente después a la inserción de los mismos. A su vez, el estudio se dividió según la técnica utilizada para la colocación de los implantes. Los resultados obtenidos fueron de 54-47% para las superficies mecanizadas y del 48-87% para las superficies arenadas y grabadas [105].

4.2.5. *Estudios histomorfométricos en conejos.*

La localización más frecuente en este animal de experimentación para la realización de estudios histomorfométricos es la tibia, como queda demostrado en los estudios realizados. No obstante, el fémur es la segunda localización elegida y dentro de ella la epífisis proximal es el lugar de elección [106-116].

Gotfredsen y cols [106] realizaron un estudio en tibias de conejos en el cual se compara la oseointegración conseguida con implantes de superficie lisa, rugosa (Tioblast de Astra Tech® y rugosa recubierta de hidroxiapatita. El análisis histomorfométrico se llevó a cabo a las 3 y 12 semanas, obteniéndose los siguientes resultados (BIC): a las 3 semanas (lisa-20%, rugosa-20% y recubierta de hidroxiapatita -25%) y a las 12 semanas (12, 22 y 24% respectivamente) [106].

Stefani y cols [107] comparan el BIC en tibias de conejo, entre implantes mecanizados frente a los que poseen superficies arenadas con alúmina (n = 128). Los resultados obtenidos fueron de 27-34% para los mecanizados y de 32-37% en los arenados a las 6 semanas [107].

Kim y cols [108] comparan implantes con superficies arenadas con alúmina frente a esta misma superficie con posterior oxidación térmica a 800ºC durante 2 horas en una atmósfera de oxígeno puro. Los resultados obtenidos (BIC) fueron: a las 4 semanas (arenadas 21% y arenadas/oxidadas 33%) y a las 12 semanas (57 y 58% respectivamente)[108].

Cordioli y cols [109] realizan un estudio comparativo con cuatro tratamientos distintos de superficie (maquinada, arenada, grabada con ácido fluorhídrico Osseotite® y chorreada con partículas) (n = 48). Los resultados (BIC) obtenidos fueron de 48%, 54%, 72% y 56% a las 5 semanas respectivamente.

Costa de Almeida y cols [110] realizan un estudio en tibias de conejos (n = 18) donde compara en dos tiempos el BIC de superficies mecanizadas frente a superficies con hidroxiapatita. Los resultados obtenidos fueron a las 8 semanas (13% mecanizados y 63% con hidroxiapatita) y a las 12 semanas (36% y 60% respectivamente) [110].

Ellingsen y cols [111] comparan la superficie arenada Tioblast® frente a la novedosa superficie arenada con impactación de flúor Osseoespeed®, obteniendo los siguientes resultados (BIC), a las 4 semanas (Tioblast 26% y Osseospeed 35%) y a las 12 semanas (31% y 39% respectivamente) [111].

Hall y cols [112] analizan a las 6 semanas el BIC de implantes de superficie mecanizada frente a los de superficie anodizada, obteniendo unos resultados de 46% y 78% respectivamente.

Mueller y colaboradores [113] realizan un estudio (n = 63) donde comparan superficies mecanizadas, arenadas con partículas de alúmina y arenadas con partículas biocerámicas. Se obtuvieron los siguientes resultados (BIC), a las 4 semanas (6% para las mecanizadas, 27% para las arenadas con alúmina y 7%

para las arenadas con partículas biocerámicas) y a las 12 semanas (22%, 50% y 62% respectivamente) [113].

Nkenke y cols [114] realizan un estudio comparativo de 2 técnicas distintas empleadas en la colocación de implantes, compactación con osteotomos y la técnica convencional. En este sentido, se colocaron implantes Frialit® (n = 106) en los cóndilos distales, obteniéndose mejores resultados siempre con la técnica de osteotomos (BIC): a las 2 semanas (55% para los osteotomos y 29% para la técnica convencional), a las 4 semanas (71% frente a 59%) y a las 8 semanas (74% frente a 72%) [114].

Balatsouka y cols [115] estudian el impacto de la nicotina en el porcentaje de oseointegración de implantes Tioblast® (n = 16) de Astra Tech® colocados en el fémur de conejos. Establecieron 2 grupos (control y sin exposición a nicotina). Se llegó a la conclusión de que no había diferencias significativas de BIC entre ambos grupos (entre 45 y 50%) [115].

Yildiz y cols [116] evaluaron los efectos de la administración sistémica de una única dosis de ácido zolendrónico (ZA), que es un bifosfonato, en la oseointegración alrededor de implantes (n = 72) de titanio. Para ello utilizaron 36 hembras ovariectomizadas (OVX) de conejos New Zealand que se clasificaron en 3 grupos (falso grupo control, OVX y OVX+ZA). Los resultados (BIC) se observaron a las 8 semanas, sugiriendo una mejora en la oseointegración con la administración sistémica de ácido zolendrónico en individuos con déficit de estrógenos [116].

4.2.6. *Estudios histomorfométricos en cerdos.*

De los primeros estudios realizados usando minicerdos como animal de experimentación en implantología oral destacamos el trabajo realizado por Buser y cols [117] hace 20 años. Los investigadores colocaron los implantes de distintas superficies en las tibias y fémur de cerdos analizando el contacto hueso-implante (BIC) a las 3 y 6 semanas. Los resultados obtenidos fueron:

1. Superficies arenadas con grano medio y posterior grabado con ácidos fluorhídrico y nítrico (20% a las 3 semanas y 25% a las 6 semanas).
2. Superficies con arenado de partículas gruesas (30 y 40% respectivamente)
3. Superficies arenadas con partículas de grano grueso y posterior grabado con ácidos clorrhídrico y sulfúrico (50 y 60% respectivamente).
4. Superficies recubiertas de hidroxiapatita (60 y 70% respectivamente) [117].

Germainer y cols [118] realizaron una comparación entre implantes con superficie SLA estándar frente a modificaciones de esta superficie mediante polímeros (n = 48) en mandíbulas de minicerdos. Los resultados obtenidos (BIC) fueron siempre superiores para los implantes tratados con modificaciones de polímeros en su superficie [118].

Zechner y colaboradores [119] llevaron a cabo un estudio comparativo de 3 superficies de implantes (mecanizada, recubierta de hidroxiapatita y anodizada) en mandíbulas de 61 minicerdos. Los resultados (BIC) obtenidos fueron a las 3 semanas (13% para mecanizada, 25% para la recubierta por hidroxiapatita y 26% para la superficie anodizada), a las 6 semanas (17, 44 y 40%

respectivamente) y a las 12 semanas (29, 48 y 61% respectivamente) [119].

Nkenke y cols [120] compararon el grado de aposición ósea alrededor de los implantes Frialit® (n = 35) con y sin carga, colocados en mandíbulas de minicerdos. Se analizó el BIC a las 16 semanas, obteniendo los siguientes resultados, 77% en los implantes cargados y 78% en los no cargados, no existiendo diferencias significativas en la aposición ósea [120].

Buser y cols [121] compararon el nivel de oseointegración entre implantes con superficie SLA estándar y SLA Active ® con modificación química en su superficie (aumento de la concentración de oxígeno y titanio en superficie, lo que proporciona un ángulo de contacto dinámico que le confiere una condición hidrófila) colocados en mandíbula de minicerdos. Los resultados obtenidos fueron mejores para la superficie SLA modificada (49% frente a 29% a las 2 semanas, 81% frente a 66% a las 4 semanas y 78% frente a 75% a las 8 semanas) [121].

Perrin y cols [122] compararon la superficie SLA estándar con dos modificaciones en su superficie (hidratada y sin hidratación) de implantes colocados en mandíbula de minicerdos. Los resultados obtenidos (BIC) fueron del 86% para la hidratada, 82% de la estándar y 75% de la no hidratada a las 10 semanas [122].

Fuerst y cols [123] analizaron, en minicerdos, las ventajas de añadir plasma rico en factores de crecimiento para la oseointegración (BIC) de los implantes. Los resultados obtenidos son mejores para los implantes a los que se les añadió el plasma (a las 4 semanas 44% con plasma y 29% con plasma; a las 8 semanas

70% frente 48% respectivamente) [123].

Rohner y cols [124] realizaron un estudio con implantes de superficie SLA (n = 108) en diferentes zonas anatómicas de minicerdos (cresta ilíaca, peroné y escápula) recogiendo los resultados a las 3, 6 y 12 semanas. Los resultados obtenidos (BIC) fueron:

- Cresta Ilíaca: 24% a las 3; 44% a las 6 y 52% a las 12 semanas.
- Peroné: 35% a las 3; 44% a las 6 y 46% a las 12 semanas.
- Escápula: 63% a las 3; 73% a las 6 y 74 a las 12 semanas.

Gedrange y cols [125] analizaron la oseointegración obtenida por 2 tipos de implantes de superficie con oxidación anódica (NobelReplace® Tapered Groovy y Replace® Select Tapered). Los implantes fueron colocados en las mandíbulas de 10 cerdos domésticos y cargados de forma inmediata. Los resultados se observaron a las 10 semanas (60,15% en los NobelReplace® Tapered Groovy y 60,23% en los Replace® Select Tapered) [125].

Gahlert y colaboradores [126] compararon, histológicamente, las respuestas del tejido óseo (oseointegración) alrededor de 2 tipos de implantes, titanio (SLA) y zirconio (tratados con una técnica de inyección a baja presión y posteriormente con ácido). Los implantes (n = 30) fueron colocados en el maxilar de 15 cerdos adultos, 6 meses después de la extracción de los incisivos. Los resultados (BIC) obtenidos fueron: a las 4 semanas (zirconio 42,3% frente a titanio 29%), a las 8 semanas (52,6% frente a 44,1% respectivamente) y a las 12 semanas (54,6% frente a 51,6% respectivamente), no encontrando diferencias significativas entre ambas superficies [126].

Stadlinger y cols [127] estudiaron si los implantes con revestimiento de colágeno, condroitinsulfato (CS) y el factor de crecimiento rhBMP-4 podrían conseguir una mejor oseointegración en comparación con los implantes revestidos solamente con colágeno. Los implantes (n = 120), con sus modificaciones en superficie (colágeno, colágeno/CS y colágeno/CS/rhBMP-4), fueron colocados en la mandíbula de 20 minicerdos. Los estrictos criterios de inclusión del estudio rechazaron 47 de los implantes. El resto de los implantes (n =73) fueron analizados a los 6 meses, obteniendo los siguientes resultados: 40% para colágeno/CS; 30% para colágeno y 27% para colágeno/CS/rhBMP-4 [127].

Este mismo grupo de investigadores compararon la formación de hueso alrededor de 3 superficies implantarias diferentes (sin tratar, arenada y grabada con ácido) [128]. Para ello se colocaron 144 implantes en la mandíbula de 18 minicerdos. Antes de la colocación de los mismos se separaron en dos grupos: control y bañados en solución de grupos hidróxido (con SF). Los animales fueron sacrificados a las 2, 4 y 8 semanas. Los resultados (BIC) obtenidos muestran que las mayores diferencias se observan a las 2 semanas (65,5% de con SF frente a 48,1% del grupo control), a las 4 semanas (65,7% frente a 67,4% respectivamente) y a las 8 semanas (70,2% frente a 64% respectivamente). Podemos llegar la conclusión de que el porcentaje hueso-implante se ve favorecido por las superficies tratadas frente a las no tratadas, sobre todo a corto plazo [128].

4.2.7. *Estudios histomorfométricos en perros.*

Se han realizado diferentes estudios en perros con implantes de superficie recubierta de hidroxiapatita o plasma de titanio [129-132]. Karabuda y cols [129] obtuvieron valores (BIC) de 61% para hiproxiapatita y de 51% para implantes con plasma de titanio a los 2 meses de la colocación de los implantes en mandíbulas de perro.

Gotfredsen y cols [130] analizaron, también en mandíbula de perro, la oseointegración alcanzada por implantes ITI (Strauman®) de superficie mecanizada frente a plasma de titanio. Los resultados (BIC) analizados a los 9 meses revelan mayor contacto (60%) para la superficie de plasma frente al 53% de la superficie mecanizada [130].

He y cols [131] compararon el grado de oseointegración obtenido por implantes con superficie mecanizada frente a los de superficies hidroxiapatita, obteniendo mejores resultados (BIC) en los últimos: al primer mes (71% los de hidroxiapatita frente al 53% de los mecanizados), a los 3 meses (86% y 66% respectivamente) y a los 6 meses (90% y 68% respectivamente).

Weinlaender y cols [132] compararon el porcentaje de oseointegración en perros de superficies mecanizadas, de plasma de spray de titanio y de hidroxiapatita. Los resultados obtenidos (BIC) fueron de 26%, 46% y 81% respectivamente.

Se han realizado diferentes estudios en perros con implantes de superficie TiUnite®) de Nobel Biocare [133-134]. Schliephake y cols [133] realizaron un estudio en mandíbulas de perro colocando dichos implantes (n = 80) y sometiéndolos a diferentes técnicas invasivas y no invasivas para cuantificar su oseointegración (torque de desinserción, histomorfometría, etc). Los resultados obtenidos (BIC) fueron al mes 43% y 58% a los 3 meses [133]. Rosa y cols [134] realizaron otro estudio añadiendo TAK-778 para estimular la oseointegración y no obtuvieron resultados significativos entre el grupo test y el placebo.

Se han realizado diferentes estudios en perros con implantes de superficie SLA® de Straumann [135-137]. Cochran y cols [135] publicaron un estudio en el que valora la oseointegración con carga de implantes de superficie SLA y de superficie de plasma de spray de titanio. Los resultados (BIC) obtenidos fueron a los 3 meses sin carga (72% SLA y 52% los de plasma), a los 6 meses con 3 de carga (68% y 78% respectivamente) y a los 18 meses con 12 de carga (71% y 58% respectivamente) [135].

Novaes y cols [136] compararon a los 3 meses el porcentaje de contacto hueso-implante (BIC) de implantes con superficies arenadas y posteriormente grabadas (SLA®) frente a las de plasma de spray se titanio (n = 36). El estudio se realizó en mandíbulas de perros y los resultados obtenidos fueron a favor de las superficies SLA (52% frente a los 42% de las de plasma) [136]. Quinlan y cols [137] también valoran el comportamiento de la superficie SLA® observando la evolución del BIC durante el primer mes (75% a los 2 días, 74% a los 10 días y 71% a los 21 días) y a los 3 meses (69%).

Se han realizado diferentes estudios en perros con implantes de superficie Osseotite® de 3i [138-140]. Albrektsson y cols [138] compararon las superficies mecanizadas frente a las de doble grabado ácido (Osseotite®), obteniendo un 58% de contacto en las primeras y un 71% en las segundas.

Weng y cols [139] al igual que el anterior estudio, comparan superficies mecanizadas frente a las de doble grabado ácido (Osseotite) y valoran los resultados a los 4 meses (en mandíbulas de perro). Los resultados vuelven a favorecer a las superficies de doble grabado ácido (62% frente a los 39% de las mecanizadas).

Veis y cols [140] vuelven a comparar las superficies mecanizadas con respecto a las de doble grabado ácido. La diferencia es que en vez de en mandíbulas de perro, el estudio se realiza en cresta ilíaca. Este hecho explica el menor resultado obtenido en el porcentaje de unión hueso- implante (28% en mecanizadas frente a 46% en la superficie Osseotite®) con respecto a los estudios precedentes, ya que el hueso en esta localización anatómica es menos denso.

Se han realizado diferentes estudios en perros con implantes de superficie SBM® de Zimmer [141-143]. Oh y cols [141] estudiaron el BIC, en mandíbulas de perro, de la superficie arenada con fosfato cálcico (n = 43), observando unos resultados de un 40% al mes y de 48% a los 4 meses.

Novaes y cols [142] compararon la superficie de estudio (Zimmer®) con las mecanizadas, las de plasma de spray de titanio y las de hidroxiapatita, en mandíbulas de perro y observando los resultados (BIC) a los 3 meses. El resultado más alto fue el de la superficie arenada con fosfato cálcico (Zimmer®) con un 68%, seguida de las de hidroxiapatita con un 57%, las de plasma con un 49% y finalmente por las superficies maquinadas con un 41% [142].

El mismo grupo de investigadores vuelve a estudiar las superficies arenadas con fosfato cálcico (Zimmer®) estableciendo 2 grupos de estudio (un grupo control sin patología periodontal y un segundo grupo en el que se colocan los implantes inmediatamente después de la exodoncia de dientes con periodontitis provocadas en mandíbulas de perro) [143]. La oseointegración (BIC) es cuantificada a los 3 meses, mostrando valores similares de porcentaje de unión hueso-implante a los del estudio anterior (62% en dientes con patología periodontal y 66% sin ella)[143].

Se ha realizado un estudio en perros con implantes de superficie TiOblast ® de Astra Tech [144]. Rasmusson y cols [144] realizaron un estudio en mandíbulas de perro comparando el BIC de superficies mecanizadas frente a la superficie TiOblast®. Los resultados fueron observados a los 4 meses (23% para las mecanizadas y 51% para TiOblast®).

Se ha realizado un estudio en perros con implantes de superficie arenada de BioHorizons [145]. Ghanavati y cols [145] compararon el grado de oseointegración (BIC) de implantes BioHorizons® (n = 48), colocados en mandíbulas de perro. Se compararon implantes sometidos a carga (a las 48 horas y a la semana) y sin carga. No se encontraron diferencias significativas entre los dos grupos sometidos a estudio (51% en los implantes sin carga, 50% en los cargados a las 48 horas y 49% en los cargados a la semana) [145].

4.2.8. *Estudios histomorfométricos en ovejas.*

Langhoff y cols [146] compararon la oseointegración en 6 tipos de implantes dentales a las 2, 4 y 8 semanas en la pelvis de ovejas. Cuatro tipos de implantes de titanio fueron tratados con nuevas modificaciones de superficie de dos en dos (química: plasma-anodizadas o revestidos de fosfato cálcico y farmacológica: bifosfonato o colágeno tipo I con condroitisulfato), un implante era de zirconio y como referencia se utilizó un implante de titanio arenado y grabado con ácido. Todos los implantes de titanio tenían un contacto hueso-implante (BIC) similar a las 2 semanas (57%-61%). Sólo el implante de zirconio obtuvo mejores resultados (77%). El principal incremento de BIC se obtuvo entre la 2 y 4 semana. A las 8 semanas los implantes tratados farmacológicamente (78-79%) y los tratados con fosfato cálcico (83%) presentaban resultados similares comparados con el implante de referencia (80%).

PLANTEAMIENTO DEL PROBLEMA

El desarrollo de los implantes dentales y su aplicación clínica en el tratamiento con diferentes grados de edentulismo ha revolucionado la odontología en las últimas décadas. Desde el descubrimiento de la oseointegración por el grupo sueco de Branemark, el conocimiento de los fenómenos biológicos que explican la respuesta ósea a la inserción de los implantes ha constituido un campo permanente de investigación experimental y clínica que ha hecho posible el avance espectacular de la implantología actual [1-2].

La investigación experimental y los avances tecnológicos en el desarrollo de nuevas superficies de los implantes que incrementan, selectivamente, su rugosidad (ej. grabado con ácidos y/o chorreado de arena) y su actividad biológica (ej. bioactivas) han demostrado una mejor cicatrización ósea y una mayor adhesión celular ósea lo que ha mejorado el grado de oseointegración [39-40].

Los implantes dentales deben reunir una serie de características fisicoquímicas en cuanto a biocompatibilidad, estabilidad química, rigidez y elasticidad, para favorecer su integración ósea y permitir situaciones de carga funcional. El material más utilizado en la fabricación de la mayoría de los implantes es el titanio comercialmente puro [30-31].

La superficie de los implantes o microsuperficie es, en la actualidad, un objetivo preferente de los investigadores y de la industria, debido a que mediante las variaciones en su morfología y propiedades podemos influir sobre la intensidad y velocidad de la integración ósea [39-40].

Existen diferentes métodos para valorar la superficie de los implantes. La perfilometría, la topografía y la rugosimetría permiten observar las características físicas superficiales en toda la estructura de los implantes [44]. Así mismo, existen múltiples métodos para tratar la superficie del implante y convertirla en rugosa con el fin de incrementar el grado de oseointegración, al aumentar su adhesión a las proteínas que influyen en la adherencia celular [39-41].

Para valorar el grado de osoeintegración de las superficies de los implantes, se han utilizado las técnicas de laboratorio *in vitro* que son muy útiles para estudiar el comportamiento de las células (ej. adhesión de osteoblastos) sobre las distintas superficies de implantes, así como para determinar el ángulo de unión de las distintas células y tejidos a las superficies implantarias [64-75].

Sin embargo, los trabajos *in vivo* que evalúan la oseointegración mediante estudios histológicos, sobre todo en experimentación animal, permiten determinar la cuantificación y el nivel de calidad del contacto que consigue la superficie del implante con el hueso receptor a través del tiempo, mediante el uso de diferentes técnicas de tratamiento de las imágenes de los cortes y escalonando el sacrificio de los animales de experimentación [91,95,98,101,106,117,132].

Los métodos de cuantificación utilizados normalmente son el análisis histomorfométrico y el porcentaje de contacto ya sea a partir de observaciones hechas en el microscopio óptico como en el microscopio electrónico de barrido (el procesado de las muestras es distinto según el método utilizado para observarlas). Dentro del análisis histomorfométrico, parámetros como la cuantificación del número de osteoblastos/osteocitos, la distribución de otros tipos de células (fibroblastos, osteoclastos y macrófagos), distribución y orientación de las fibras colágenas, así como el grado de madurez y calcificación, permiten cualificar la oseointegración en función del tiempo y comparar diferentes implantes con fiabilidad[79-80].

Teniendo en cuenta la investigación experimental en el desarrollo de nuevas superficies y en la valoración de los fenómenos biológicos de la oseointegración, los objetivos del siguiente trabajo de investigación son:

1. La valoración de la respuesta biológica de la superficie de los implantes.

2. La evaluación del grado de oseointegración de los diferentes tipos de implantes y su análisis comparativo del grado de oseointegración, contacto hueso-implante, entre las superficies arenada y nanoestructurada.

MATERIALES Y MÉTODOS

1. IMPLANTES

1.1.DESCRIPCIÓN DEL MATERIAL A ENSAYAR (COMPOSICIÓN DEL PRODUCTO).

Los implantes dentales que van a ser evaluados están fabricados de titanio grado 5 conforme a la norma ISO-5832-2:1999.

1.1.1. **Descripción de los materiales estudiados.**

El implante testado fueron implantes del modelo Galimplant, con un diámetro de plataforma de 4,1 mm, un diámetro del implante de 4 mm y una longitud de 10 mm (Figura 1). Es un implante autorroscante. El fabricante del implante es Galimplant, Sarria, Lugo, España.

El implante de control elegido fue un implante del modelo Branemark System Mk III groovy RP, con un diámetro de plataforma de 4,1 mm, un diámetro del implante de 4 mm y una longitud de 10 mm (Figura 2). Es un implante autorroscante. El fabricante del implante es Nobel Biocare AB, Box 5190, Göteborg, Suecia.

1.1.2. **Método de fabricación.**

Los fabricantes parten de unas varillas de 5 mm de diámetro de titanio grado médico que mecaniza hasta obtener la forma y tamaño deseados.

1.1.3. Tipo de superficie.

Los implantes testados (Galimplant) son de superficie mecanizada y posteriormente tratada con un arenado de óxido de aluminio y un grabado ácido posterior con ácido nítrico y .

Los implantes control (Branemark System Mk III) son de superficie mecanizada y posteriormente tratada con un arenado con óxido de titanio .

1.1.4. Forma y tamaño de los implantes.

Son implantes autorroscantes. Su diámetro es de 4 mm y su longitud de 10 mm.

1.1.5. Motivo de selección del material de control.

El control utilizado es de un fabricante que se considera referencia en implantología a nivel mundial. La composición, forma y tamaño son muy similares a los utilizados en el material de ensayo.

1.1.6. Procedimiento de preparación de la superficie.

Se realiza un tratamiento superficial a base de un chorreado de óxido de aluminio y un grabado ácido con un ácido fuerte.

1.1.7. Limpieza, manipulación y esterilización utilizadas.

Tras su fabricación se limpian en cubas ultrasónicas para eliminar impurezas, se envasan en atmósfera estéril y se esterilizan mediante radiación gamma a una dosis de 25 KGy.

2. ANIMALES

2.1. ORIGEN

Los animales utilizados fueron suministrados por Granja cunícola San Bernardo, S.L., Tulebras, Navarra. Esta granja está calificada como centro suministrador de animales de laboratorio.

2.2. EDAD

Los animales tenían entre 18 y 21 semanas al inicio de la cuarentena. Aproximadamente 6 meses al inicio del procedimiento de implantación.

2.3. SEXO

Todos los animales del estudio eran hembras.

2.4. RAZA

Conejo Blanco de Nueva Zelanda.

2.5. CONDICIONES DE ALOJAMIENTO, DIETA Y PESO.

Los animales fueron alojados en jaulas individuales en un sala del animalario experimental de la Facultad de Veterinaria de Lugo (Código de centro: LU-27002-AE) en condiciones de temperatura (15-21° C), humedad, ventilación y fotoperiodo controlados según anexo II de la directiva 86/609/CEE.

El periodo de cuarentena se estipuló en 21 días, cumpliendo los requisitos normativos del animalario. Los animales fueron alimentados con pienso seco preparado en forma de pellets, esterilizado y especialmente fabricado para la alimentación de animales de laboratorio.

Su peso al llegar era entre 3,7 y 4 Kg. El responsable de bienestar animal del centro, así como el personal del establecimiento y los investigadores velaron por la salud de los animales durante todo el experimento.

2.6. MUERTES INESPERADAS

No se produjeron muertes inesperadas ni durante la cuarentena ni durante el periodo experimental.

3. TÉCNICA QUIRÚRGICA

3.1. TÉCNICA DE INSERCIÓN DE LOS IMPLANTES.

Una vez transcurrido el periodo de cuarentena los animales fueron preparados para el experimento mediante tranquilización (medetomidina y ketamina, vía intramuscular) e inducción anestésica con mascarilla de isofluorano al 5% hasta alcanzar efecto. El mantenimiento de la anestesia se realizó con mascarilla de isofluorano al 2%.

El campo quirúrgico fue depilado mediante el empleo de una maquinilla eléctrica y desinfectado con una solución de povidona iodada y alcohol. El campo fue protegido utilizando paños de campo estériles y un paño fenestrado adherido a la piel en el lugar de incisión de la piel.

El abordaje fue un abordaje lateral distal del fémur, incidiendo lateralmente la piel y el tejido subcutáneo para posteriormente disecar la musculatura y exponer mediante un elevador del periostio la superficie lateral del cóndilo femoral lateral. Llegados aquí se procedió al fresado del hueso a baja velocidad según indicación del fabricante del implante control y objeto del estudio con el empleo de un motor modelo Intrasurg 300 de la marca Kavo. Una vez colocado el implante, en sentido lateromedial, se procedió a la sutura de la herida mediante el empleo de vicryl 3-0 en planos profundos y nylon 3-0 para la piel (Figuras 3-7).

Tras el cierre de la herida volvimos a aplicar povidona iodada sobre la herida y esperamos la recuperación anestésica para reintegrarlos a su alojamiento, donde continuaron durante todo el periodo experimental (Figura 8). Como medida preventiva para evitar contaminaciones secundarias se administraron dosis de antibióticos durante 3 semanas tras la cirugía.

3.2. NUMERO DE IMPLANTES INSERTADOS POR ANIMAL, LOCALIZACIÓN Y PERIODO DE OBSERVACIÓN

En todos los animales se insertó un implante en cada fémur distal. En total se colocaron 12 implantes en 6 animales, dos implantes por animal. Para evitar errores por el lado de implantación fueron colocados 3 implantes en fémures izquierdos y 3 en derechos de cada uno de los tipos. El periodo de ensayo utilizado fue de 12 semanas.

4. RECUPERACIÓN Y TÉCNICA HISTOLÓGICA

4.1. TÉCNICA DE RECUPERACIÓN

Tras el periodo de ensayo se procedió al sacrificio de los animales mediante el uso de una sobredosis de barbitúricos por vía intravenosa. Posteriormente se recuperaron los fémures distales mediante disección y el empleo de una sierra de huesos.

Los especímenes fueron sumergidos en una solución de formol tamponado al 10% durante un mínimo de 2 semanas hasta el momento desu procesado. Para su identificación utilizamos un código compuesto por un número y una letra. El número indicaba el animal (1 al 6) y la letra si era la extremidad derecha o izquierda (R ó L).

4.1.1. **Número de implantes recuperados por animal.**

Se recuperaron la totalidad de los implantes.

4.2. DESCRIPCION DE LA TÉCNICA HISTOLÓGICA

Tras el tallado de las muestras a fragmentos más pequeños, se procedió a la deshidratación de las muestras en concentraciones crecientes de etanol (80, 96, 100 y 100) en pasos de 3 días. La inclusión se realizó en un agitador de vaivén utilizando una resina en base de glicolmetacrilato y fotopolimerizable a concentraciones crecientes en solución alcohólica y pasos de 3 días.

La polimerización tuvo lugar mediante el empleo de luz azul de alta intensidad con equipamiento específico. Los bloques obtenidos se prepararon para su sección y desbaste mediante maquinaria del sistema Exakt (Exakt Aparatebau GMBH, Hamburgo, Alemania). Una vez obtenidas las láminas delgadas fueron teñidas mediante tinción de Levai Laczko.

Las muestras obtenidas fueron fotografiadas digitalmente a distintos aumentos utilizando estéreomicroscopio y microscopio óptico. Posteriormente fueron analizadas y medidas las imágenes utilizando un programa de análisis de imagen (Microimage, Media Cybernetics, USA) con un observador que no conocía qué implante estaba analizando.

5. EVALUACIÓN

En la siguiente tabla se indican las posiciones de los implantes según tipo, animal y extremidad.

Animal / Lado	Derecho (R)	Izquierdo (L)
1	Control	Ensayo
2	Control	Ensayo
3	Control	Ensayo
4	Ensayo	Control
5	Ensayo	Control
6	Ensayo	Control

5.1. EVALUACIÓN MACROSCOPICA

Se realizó una evaluación macroscópica de los especimenes mediante su inspección visual.

5.2. EVALUACIÓN HISTOLOGICA

La evaluación histológica fue realizada por técnicas de evaluación semicuantitativa según anexo E, tabla E.3 de la norma ISO 10993-6:2007.

5.2.1. **Respuesta Biológica.**

En dicha evaluación se cuantifican las distintas células inflamatorias, así como la presencia de neovascularización, fibrosis e infiltrado adiposo.

5.2.2. **Área de contacto hueso-implante.**

Se midió utilizando imágenes de todo el contorno de los implantes a 40 aumentos, considerando el porcentaje de contacto con hueso-implante o BIC (bone-implant contact) como el porcentaje de superficie del implante que tenía contacto directo con el hueso en relación a la superficie total del implante en su porción endoósea.

5.3. METODO ESTADÍSTICO

Para observar si las diferencias entre material de ensayo y control eran estadísticamente significativas SE procedió a realizar una t de Student con muestras pareadas y no pareadas.

5.4. COMITÉ ETICO

El Comité Ético de Experimentación de la Universidad de Sevilla examinó el proyecto de investigación doctoral y autorizó su realización ya que cumplía los requisitos exigidos para experimentación animal según las normativas vigentes en España y la Unión Europea.

RESULTADOS

1.EVALUACION MACROSCOPICA

Macroscópicamente la mayoría de los especímenes presentaban una anatomía normal. En dos de las extremidades se observaron signos de artritis (2L y 3R) con alteraciones degenerativas del cartílago articular e inestabilidad. Posteriormente se observó histológicamente que la causa de esta artritis fue probablemente debida a que la porción apical de los implantes penetraba en el espacio articular, provocando las alteraciones degenerativas observadas macroscópicamente.

2. EVALUACION HISTOLOGICA

2.1.RESPUESTA BIOLOGICA

La evaluación histológica fue realizada por técnicas de evaluación semicuantitativa. En dicha evaluación se cuantifican las distintas células inflamatorias, así como la presencia de neovascularización, fibrosis e infiltrado adiposo. En nuestro caso la infiltración adiposa es típica de la médula ósea, y el fémur tiene abundante médula ósea, por lo que dicha valoración puede ser mayor a la producida en realidad por el implante (Tabla 5).

Los dos tipos de implantes consiguieron oseointegrarse de forma satisfactoria. Los tejidos respondieron de forma adecuada a la implantación de los dos tipos de implantes. Las características macroscópicas eran similares, en relación a su geometría y diseño roscado, presentando una respuesta biológica semejante lo que se correspondía con el porcentaje de contacto hueso-implante.

Tabla 5

	Muestra de ensayo						Muestra de control					
Número del animal:	G1L	G2L	G3L	G4R	G5R	G6R	G1R	G2R	G3R	G4L	G5L	G6L
Inflamación polimorfonuclear	0	0	0	0	0	0	0	0	0	0	0	0
Linfocitos	0	0	1	0	0	1	2	0	0	1	0	0
Células plasmáticas	0	0	0	0	0	0	0	0	0	0	0	0
Macrófagos	0	1	0	0	0	0	1	0	0	1	0	0
Células gigantes	0	0	0	0	0	0	0	0	0	0	0	0
Necrosis	0	0	0	0	0	0	0	0	0	0	0	0
SUB-TOTAL (x2)	0	2	2	0	0	2	6	0	0	4	0	0
Neovascularización	0	0	0	0	0	0	0	0	0	0	0	0
Fibrosis	0	1	1	0	0	0	0	0	0	1	0	0
Infiltrado adiposo	0	0	0	1	0	2	3	0	0	1	1	2
SUB-TOTAL	0	1	1	1	0	2	3	0	0	2	1	2
TOTAL	0	3	3	1	0	4	9	0	0	6	1	2
TOTAL DEL GRUPO	11 / 6 = 1,83.						18 / 6 = 3.					
PROMEDIO*	ENSAYO (-) CONTROL = 1,83 – 3 = -1,17 (0).											
Necrosis traumática	0	0	0	0	0	0	0	0	0	0	0	0
Detritus extraños	0	0	0	0	0	0	0	0	0	0	0	0
Nº de sitios examinados	El perímetro del implante.											

* Se utiliza para determinar la valoración irritante mostrada a continuación como la conclusión. Una diferencia negativa se registra como cero.

Los resultados histológicos del presente estudio demuestran que las muestras de ensayo y control se consideran, desde un punto de vista biológico, como "**no irritantes**".

2.1.1. **Distancia de la interfase implante-tejido a las zonas no afectadas.**

Se observa tejido óseo normal en contacto con ambos tipos de implantes.

Si en algún caso no se observa contacto es debido a un artefacto en la deshidratación durante el proceso de inclusión.

2.1.2. **Extensión de la fibrosis y de la inflamación.**

Como regla general no se observa fibrosis ni inflamación rodeando a los implantes. En un implante control, el G3R aparece en una porción pequeña del implante y el tejido que lo rodea presencia de fibrosis como consecuencia de que por apical el implante perforó la superficie articular y provocó un proceso inflamatorio.

2.1.3. **Cambios en la morfología del tejido.**

No se observan cambios fuera de la normalidad.

2.1.4. **Número de células inflamatorias (polimorfonucleares, linfocitos, células plasmáticas, eosinófilos, macrófagos y células multinucleadas.**

Ver Tabla 5.

2.1.5. **Presencia de necrosis.**

No se observa en ninguno de los grupos.

2.1.6. **Residuos de material, infiltraciones adiposas, granuloma.**

Excepto en una pequeña porción del implante control G3R, no se observan alteraciones.

2.2. HISTOMORFOMETRÍA

El estudio histomorfométrico constituído por los correspondientes análisis cuantitativos de las áreas de contacto hueso-implante (%) de los dos tipos de implantes, control (superficie arenada con óxido de titanio) y ensayo (nanosuperficie), se expresa en la Tabla 6.

Tabla 6

Animal	Ensayo (%)	Control (%)
1	62,74	30,01
2	46,04	71,77
3	64,11	72,80
4	47,33	52,03
5	56,14	41,03
6	45,76	37,98
Media ± SD	53,69 ± 8,46	50,94 ± 16,42

Se realizó un estudio estadístico utilizando una t de Student entre las muestras pareadas y no pareadas, no observándose diferencias significativas entre los dos grupos.

La histología de los diversas muestras óseas y los correspondientes tipos de implantes a 12,5 aumentos aparecen en las Figuras 9 (ensayo) y 10 (control). Las imágenes a 8 aumentos se muestran en las Figuras 11 (ensayo) y 12 (control).

Las imágenes a 40 aumentos se muestran en las Figuras 13-25, donde se observan la histología de los diferentes implantes en el hueso femoral de cada animal. Dentro del paréntesis, el número indicaba el animal (1 al 6) y la letra si era la extremidad derecha o izquierda (R ó L).

DISCUSION

La oseointegración constituye un fenómeno biológico, a un nivel microscópico, que responde a un íntimo contacto entre el hueso y el biomaterial implantado para la sustitución de los dientes perdidos con el objetivo de restaurar la función [1-4].

La imposibilidad por razones éticas de realizar la mayoría de los estudios sobre los mecanismos biológicos de la oseointegración en los seres humanos, impulsó la experimentación animal. Desde los estudios clásicos de la escuela sueca de Branemark y suiza de Schroeder, la contribución de los ensayos realizados en animales ha sido fundamental para el desarrollo de la implantología actual [1-4].

Son muchos los trabajos que evalúan la oseointegración mediante estudios histológicos e histomorfométricos en experimentación animal. De esta forma, se ha podido determinar la cuantificación y el nivel de calidad del contacto que consigue la superficie del implante con el hueso receptor a través del tiempo, mediante el uso de diferentes técnicas de tratamiento de las imágenes de los cortes y escalonando el sacrificio de los animales de experimentación [79,82,84].

Los métodos de cuantificación utilizados normalmente son el análisis histomorfométrico y el porcentaje de contacto hueso-implante (BIC) ya sea a partir de observaciones hechas en el microscopio óptico como en el microscopio electrónico de barrido (el procesado de las muestras es distinto según el método utilizado para observarlas) [79,82,84].

Dentro del análisis histomorfométrico, se han ido desarrollando parámetros como la cuantificación del número de osteoblastos/osteocitos, la distribución de otros tipos de células (fibroblastos, osteoclastos y macrófagos), la distribución y orientación de las fibras colágenas, así como el grado de madurez y calcificación, para de esta forma cualificar la oseointegración en función del tiempo y comparar diferentes implantes con un mayor grado de precisión biológica[79,80,84].

En el presente estudio doctoral se han utilizado como animal de experimentación los conejos blancos de raza Nueva Zelanda que ha sido utilizado en muchos estudios histológicos e histomorfométricos [106-116]. La localización más frecuente en este animal de experimentación para la inserción de los implantes es la tibia; sin embargo, el fémur es la segunda localización elegida como se ha realizado en el presente trabajo[106-116].

Actualmente, el conejo blanco Nueva Zelanda sigue siendo un animal de experimentación utilizado para estudiar la respuesta ósea a la inserción de implantes como demuestran dos estudios muy recientes [147-148]. Un primer estudio valora la respuesta biológica a diferentes superficies después de la inserción de los implantes en el fémur de conejos, después de 2 y 4 semanas [147]. Posteriormente se realizó un test biomecánico mediante un torque electrónico de desinserción de 200 Ncm demostrando como la superficie del implante presentaba un efecto importante sobre la interfase implante-fractura. De hecho la superficie recubierta con plasma de spray de fosfato cálcico (32,01 ± 4,22Ncm) necesitó un mayor torque de desinserción que la arenada+grabada (23,09 ± 3,81Ncm), la nanométrica (20,59 ± 3,81 Ncm), y la mecanizada (17,44 ± 3,82Ncm) [147].

Un segundo estudio realizado también en conejos blancos Nueva Zelanda evalúa, histológica e histomorfométricamente, el área de contacto hueso-implante en relación una superficie con nanoestructura y otra recubierta con plasma de spray de fosfato cálcico [148]. El estudio realizado en el fémur del animal de experimentación valora la respuesta biológica a los 20, 30 y 60 días. La cicatrización ósea fué aceptable en todos los implantes con presencia de un tejido óseo intramembranoso y una aposición directa de hueso sobre la superficie desde la inserción quirúrgica. Los resultados demostraron un mayor grado de organización ósea estructural en los implantes recubiertos a los largo del tiempo estudiado [148].

Los resultados histológicos del presente estudio doctoral avalan la elección de los conejos Nueva Zelanda como animales de experimentación en implantología para valorar la oseointegración, ya que el comportamiento biológico, a nivel macro y micróscopico fué excelente. De hecho, no existieron alteraciones morfológicas en el tejido óseo (Tabla 5) y la histomorfometría demostró una excelente área de contacto entre la superficie de los implantes y el tejido óseo de los animales (Tabla 6).

La morfología geométrica o macroscópica de los implantes dentales ha sufrido una constante evolución basada en los estudios experimentales y clínicos que pretenden mejorar su inserción quirúrgica, su estabilidad primaria y su íntimo contacto con el lecho implantario para conseguir la oseointegración [1-4].

Desde un punto de vista biológico, se establece unos mecanismos de cicatrización ósea entre el diseño del implante y el lecho implantario realizado por el fresado. Cuando existe un contacto íntimo entre el hueso y el implante (muy frecuente en los implantes roscados en forma de raíz) tiene lugar la aparición de un delgado coágulo de sangre que establece la vía de la oseointegración [18-20].

Al contrario, cuando en la interfase entre el implante y el hueso, existen lagunas o espacios libres de contacto hueso-implante, se forma un hueso de estirpe intramembranosa que rápidamente ocupa con pequeños coagulos los espacios libres. Ambos modelos de cicatrización ósea después de los implantes son comparables en estabilidad biológica y clínica, a corto y largo plazo [18-20].

En el presente estudio doctoral se han utilizado dos tipos de implantes con un diseño macroscópico similar. Son implantes roscados en forma de raíz, que consiguen una buena estabilidad primaria con el hueso y que han demostrado unos excelentes resultados clínicos. El implante control (Branemark System) con superficie de óxido de titanio (TiUnite) ha sido utilizado con éxito en múltiples estudios clínicos desde hace su introducción en el año 2001 [149-150].

Los implantes control se han utilizados con resultados superiores al 90% de éxito, tanto en edentulismo unitario, parcial o total, con protocolos de carga convencional, precoz e inmediata, y en situaciones de pobre densidad ósea y compromiso óseo [149,151-153].

Los implantes ensayos (Galimplant) con nanosuperficie (Nanoblast) del presente trabajo doctoral, han sido utilizados con éxito en diversos estudios realizados desde su introducción en 2009 [154-156]. Los resultados clínicos confirman una tasa de éxito superior al 90% en protocolos clínicos de cirugía guiada y carga inmediata, regeneración ósea, y edentulismo parcial y total [154-156].

Como demuestran los resultados del presente trabajo doctoral, ambos sistemas de implantes se insertaron de forma adecuada en el fémur de los animales de experimentación con una buena estabilidad primaria y consiguieron la integración en el tejido óseo con una excelente respuesta biológica.

Como regla general, en el presente estudio no se observó presencia de fibrosis ni inflamación rodeando a los implantes. No hubo cambios morfológicos histológicos y la presencia de células inflamatorias fué mínima sin valor biológico. Así mismo, no se observó signos de necrosis ni infiltración adiposa (Tabla 5). Esta ausencia de hallazgos histológicos de inflamación y/o toxicidad, demuestra la biocompatibilidad de ambos tipos de implantes.

Los implantes control (Branemark System TiUnite) han sido utilizados en diferentes estudios realizados en animales de experimentación para valorar su respuesta biológica y oseointegración, demostrando una buena estabilidad primaria después de la cirugía. [125,157-158]. Los implantes ensayo (Galimplant) han sido testados *in vitro* en pruebas de laboratorio de citotoxicidad y genotoxicidad demostrando su biocompatibilidad [31].

Aunque el diseño macroscópico del implante dental es esencial para su inserción quirúrgica, sin embargo, la superficie del implante es la primera parte que interactúa con el hueso del huésped, lo que posee una gran importancia para definir sus propiedades biológicas en relación a la biocompatibilidad y su osteoconductividad [17-18].

En este sentido, las modificaciones físicas y químicas en la superficie de los implantes han sido utilizadas para incrementar su respuesta biológica. Las investigaciones básicas y clínicas han demostrado que los implantes con una superficie tratada que incrementa su rugosidad presentan una mayor velocidad y mayor grado de oseointegración [159-164].

Los biomateriales con diferentes superficies, como los implantes dentales, pueden provocar diferentes respuestas biológicas. La unión de las proteínas depende de la naturaleza fisicoquímica de una superficie [128]. Es sabido que las reacciones *in vivo* a un implante están mediadas por la cantidad, homogeneidad y funcionalidad de la capa de proteínas depositada en la superficie de los implantes[128].

La fibronectina, la osteopontina y la osteocalcina son proteínas que juegan un papel muy importante en el periodo inicial de la oseointegración, inmediatamente después de la inserción del implante, porque ayudan a iniciar la adhesión y proliferación celular [128].

El colágeno es el principal componente de la matriz orgánica del hueso. El colágeno tipo 1 es su principal componente (90%) y el resto (10%) lo forman las proteínas no colagénicas (ej. condroitín sulfato) [6-8]. Se ha demostrado, en estudios experimentales con animales, que el colágeno + condroitín sulfato sobre la superficie de los implantes puede favorecer la oseointegración, incrementando el área de contacto hueso-implante [127].

Los implantes oseointegrados están disponibles con múltiples superficies desde unas relativamente lisas o mecanizadas hasta unas superficies rugosas desarrolladas por aposición de plasma de titanio (TPS, titanium plasma spray) o hidroxiapatita, chorreado de arena (sandblasted), grabado ácido (acid-etched surface), láser o por la combinación de varios tratamientos [159-164].

La importancia de la superficie de los implantes dentales puede radicar en la respuesta biológica *in vitro* (estudios de laboratorio con cultivos celulares), *in vivo* (estudios con animales de experimentación), y finalmente su aplicación clínica como raíces dentales artificiales en pacientes para la rehabilitación prostodóncica en el tratamiento del edentulismo unitario, múltiple o total [41,46,73,117, 159-164].

La superficie de los implantes o más precisamente, la topografía superficial de los implantes, es decir su grado de rugosidad y la orientación de estas irregularidades superficiales constituye desde hace más de 20 años, un reto de investigación e interés en la implantología oral. No hay que olvidar que el tratamiento de la superficie de los implantes orales incrementado la rugosidad o desarrollando microcavidades, fisuras o grietas mediante diversas tecnologías puede favorecer la unión del implante al hueso [150-152].

En este sentido, la microrrugosidad de la superficie del implante mejora la unión entre las macromoléculas de la superficie del implante y del hueso, incrementando la integración del implante con una mejor respuesta tisular osteoblástica y resultando en una mayor resistencia a la compresión, tensión y estrés. Esta respuesta biológica y física se ha correspondido con los resultados clínicos de diversos estudios que demuestran que la utilización de implantes con superficie rugosa mejora la oseointegración y el éxito del tratamiento con los pacientes [150-152].

La superficie TiUnite de los implantes Branemark System utilizados como superficie control, presenta una superficie moderadamente rugosa de acuerdo con el valor de S_a (rugosidad media sobre una superficie) de 1,1 µm. Es una superficie anodizada mediante una oxidación anódica electroquímica, utilizando electrolitos (ej. ácido fosfórico). La superficie tiene una capa pequeña de óxido [149,162-163].

La superficie Nanoblast de los implantes Galimplant utilizados como superficie de ensayo, presenta una superficie similar, moderadamente rugosa, con un valor S_a (rugosidad media sobre una superficie) de 1,7 µm. Es una superficie nanométrica obtenida por un mecanismo de arenado (alúmina) y grabado ácido con ácido nítrico. La superficie presenta también una capa de óxido que proporciona una mejor resistencia a la corrosión [31].

El presente estudio doctoral evalúa la respuesta ósea a un tipo de implante con nanosuperficie comparada con otro tipo de implante con superficie arenada. Ambas superficies demostraron su capacidad de integrarse con el tejido óseo del animal de experimentación, como demuestran las imágenes microscópicas obtenidas (Figuras 9-25).

Los resultados histológicos e histomorfométricos de estudios realizados en los conejos blancos de raza Nueva Zelanda han demostrado diversos porcentajes de contacto hueso-implante dependiendo del tipo de superficie de los implantes y del periodo de tiempo *in vivo* del estudio [106-116].

Según estos estudios, la superficie mecanizada mostró un menor porcentaje de contacto hueso-implante (6%; 12%;13%; 20%; 22%; 27%; 34%; 36%; 46%; 48%) en las diferentes investigaciones [106-107,109-110,112-113].

La superficie arenada presentó mejores resultados en relación al mismo porcentaje de BIC (20%; 21%; 22%; 26%; 31%; 32%; 37%; 50%; 54%; 57%; 78%) [106-109,111-113].

Otras superficies demostraron también mejores porcentajes de BIC. La superficie recubierta de hidroxiapatita (25%; 60%; 63%) [106,110]; anodizada (33%; 58%; 78%) [108,112]; y grabada con ácidos (56%) [109].

Además de las diferentes superficies para valorar el porcentaje de contacto hueso-implante, es importante también el periodo de tiempo estudiado *in vivo* del animal. En nuestro trabajo doctoral, se sacrificaron los animales a las 12 semanas de la implantación. Otras investigaciones mostraron sus resultados histológicos e histomorfométricos también a las 12 semanas [106,108,110-111,113]. Sin embargo, en otros estudios, la histología se realizó a las 3, 4, 5 y 6 semanas [106-109].

Estas diferencias en los periodos de tiempo *in vivo* estudiados pueden también explicar los diferentes rangos de contacto hueso-implantes, ya que los fenómenos biológicos de la cicatrización ósea están también relacionados con el tiempo [141].

De hecho, algunos de los estudios anteriormente citados presentaban un mayor porcentaje de BIC conforme se incrementaba el tiempo *in vivo* del estudio [108,110-111]. El incremento con el tiempo de cicatrización fue importante tanto en superficies arenadas como anodizadas de las 4 (21% vs 33%) a las 12 semanas (57% vs 58%) [108].

Teniendo en cuenta, esta revisión de los estudios histomorfométricos realizados en los conejos Nueva Zelanda y con periodos de tiempo *in vivo* a las 12 semanas como en este estudio doctoral, los resultados presentaban un rango entre el 31% y el 62%, dependiendo del tipo de superficie [106,108,110,113].

En el presente estudio, desde un punto de vista histomorfométrico, a las 12 semanas, los porcentajes medios de contacto hueso-implantes (BIC) fueron de un 53,69 ± 8,46 % para la superficie ensayo (Nanoblast) y de un 50,94 ± 16,42% para la superficie control (TiUnite) como se expresa en la Tabla 6.

En general, cuando se comparan estudios histomorfométricos de implantes, es necesario, pues, valorar los diferentes métodos de cuantificación histológica, los periodos de cicatrización, los modelos animales y los diferentes tipos de implantes (ej. roscas) y superficies. Además, no hay que olvidar que los hallazgos histológicos no siempre son extrapolables a los resultados clínicos de su utilización en pacientes [141].

Las diferentes investigaciones, han demostrado que las superficies arenadas han demostrado una intensa respuesta ósea en el hueso de conejos a lo largo de un periodo de cicatrización de 1 año. Para una rugosimetría media (S_a) de 0,6 a 2,1 µm. Este incremento en la unión hueso-implante se corresponde con una drástica fijación biomecánica expresada por los valores elevados del torque de desinserción [162].

La superficie TiUnite de los implantes control ha demostrado una intensa integración con el huésped en varios estudios de experimentación animal [125,158-159]. Un estudio realizado con implantes cargados de forma inmediata a los 3 meses de las extracciones caninas y molares, en mandíbula de cerdos, demuestra la existencia de tejido osteoide alrededor de los implantes, a los 70 días de la inserción. La histología demostraba, así mismo, hueso laminar paralelo a las estrías de la superficie y crecimiento de hueso maduro en los espacios entre las espiras. La histomorfometría demostró un contacto hueso-implante del 60% [125].

Un segundo estudio realizado en minicerdos valora la histología e histomorfometría de la superficie TiUnite con otras superficies mecanizada y recubierta de hidroxiapatita [158]. Los estudios histológicos se realizaron a las 3, 6 y 12 semanas. La evaluación histológica mostró la presencia de una aposición de hueso sobre todas las superficies. Sin embargo, la superficie TiUnite demostró un porcentaje de contacto hueso-implante del 42,72 ± 4,20%, superior a la mecanizada (19,39 ± 4,53%) y la recubierta de hidroxiapatita (39,05 ± 4,53%) [158].

Un tercer estudio valora la histomorfometría de una superficie moderadamente rugosa (TiUnite) comparados con otras superficies (mecanizadas, con plasma de titanio y con chorreado+grabado ácido) en perros beagle [159]. Los implantes fueron cargados funcionalmente después de 8 semanas desde la inserción quirúrgica, durante 3 meses. No hubo deferencias significativas entre los valores de contacto hueso-implante de la diversas superficies, variando los valores medios entre el 50-70%. Sin embargo, la superficie moderadamente rugosa anodizada (TiUnite) presentó un 8% mayor porcentaje de contacto hueso implante [159].

La superficie de los implantes ensayos (Nanoblast) es una superficie con características nanométricas obtenida por un proceso de arenado con alúmina y grabado con ácido nítrico. En este sentido, presenta las propiedades físicas, químicas y biológicas, desde un punto de vista micróscopico de la técnica de arenado+grabado y desde un punto de vista submicroscópico de la nanosuperficie.

El arenado con alúmina representa una forma de incrementar la rugosidad del implante con un material que posteriormente necesita ser eliminado mediante una limpieza o lavado, y por otras técnicas como es el grabado ácido. Cuando se incorpora el ácido, en la topografía moderadamente rugosa de la superficie del implante arenada, se producen microscópicas grietas y cavidades de 0,5 a 2 μm de diámetro [161].

La acción de los diferentes ácidos sobre la superficie de los implantes ha demostrado que favorece intensamente la oseointegración. En este sentido, el grabado ácido mejora las propiedades osteconductivas con una mayor adhesión de la fibrina y de las células osteogénicas, con el resultado de una formación directa del hueso sobre la superficie del implante [161,164].

De esta forma, se puede combinar el arenado y el grabado ácido para lograr una mejor superficie de los implantes. La razón para combinar estos tratamientos sería que el arenado produce una rugosidad óptima para una excelente fijación mecánica desde un punto de vista físico, mientras que el grabado con ácidos incorpora, a través de las fisuras y microcavidades, una importante potencial para la adhesión de las proteínas morfogenéticas y de las células osteogénicas que se considera esencial para iniciar los procesos biológicos de la cicatrización ósea [162,164].

Así, las modificaciones topográficas sobre la superficie del titanio pueden ayudar a la estabilización de la frágil matriz extracelular con fibrina con capacidad osteoconductiva para guiar a las células hacia la superficie del implante (guía de contacto) [164].

De esta forma, los efectos específicos-topográficos sobre la superficie del titanio influyen en la conducta adherente de las células osteoblásticas, lo que se traduce en que un incremento en la topografía superficial impulsa de forma efectiva la síntesis de matriz extracelular por parte de las células adherentes y produce una mayor y más rápida respuesta osoeintegradora [164].

Es decir, un papel claro y esencial de los receptores de las proteínas de la matriz extracelular (integrinas) sería la de traducir la topografía de la superficie del implante en señales específicas para la adhesión celular. Un posible camino de cómo la topografía puede alterar la diferenciación celular es a través de imponer cambios en la forma de las células [164].

Además de estas características microscópicas, la superficie Nanoblast de los implantes ensayos (Galimplant) posee una rugosidad a nivel nanométrico en forma de picos y poros menores de 100 nanómetros (nm). El nanómetro equivale a 10^{-9} metros. Es decir, representa una topografía a escala submicroscópica. La modificación a escala nanométrica aplicada a las superficie de los implantes puede afectar a la topografía y a la química de la superficie [164].

La tecnología de las nanoestructuras ha desarrollado la posibilidad de crear nuevas propiedades físicas, químicas, mecánicas y biológicas en los materiales y explorar una nueva generación de tecnologías a escala submicroscópica en los campos de la ingeniería, información, biología y medicina [165].

La investigación actual, sobre todo, experimental, ha impulsado la aplicación de la nanotecnología a la ciencia de los biomateriales, y más recientemente a la de la superficie de los implantes dentales. De hecho, la superficie con un nivel nanométrico puede incrementar el área de contacto hueso-implante y mejorar la respuesta biológica de las células osteogénicas, así como consolidar una mayor conexión mecánica de la interfase [166-169].

La incorporación de características nanométricas a la superficie de los implantes puede realizarse, sobre todo, de dos formas [169]. La primera por un proceso de aposición o adición de nanopartículas en la superficie del titanio. La técnica de transformación sol-gel consigue la deposición de fosfato de calcio a escala nanométrica en la superficie del implante. La alúmina, titanio e incluso zirconia pueden ser aplicado. Debido a las interacciones a escala atómica la adición muestra unas interacciones físicas fuerte [169-172].

Un segundo método para desarrollar una topografía nanométrica en los implantes dentales es la sustración mediante el tratamiento químico de las diferentes superficies [169]. Este método es popular entre los investigadores de implantes dentales. El tratamiento con NaOH cataliza la producción de las nanoestructuras de titanio hacia la superficie del titanio

[173].

Los tratamientos químicos (peroxidación con H_2O_2) u oxidación ácida como con el ácido hidrofluorídrico también han sido usados para crear nanotopografía. El uso de H_2O_2 con grabado ácido ha sido mostrado para crear nueva nanoestructuras de óxido de titanio amorfo en la superficie del implante. Se ha encontrado que el tratamiento de la superficie del implante con H_2O_2/HCl ha incrementado la adsorción de RGD péptidos en la superficie seguido por la pasivación de las superficies (30% HNO_3) y tratamiento por calentamiento de las superficies [174-175].

Con respecto, a los procesos de tratamiento químico para conseguir la nanotopografía, la superficie de los implantes ensayo (Galimplant) del presente trabajo doctoral presentan unas características nanométricas como consecuencia de un proceso químico de sustracción con ácido nítrico.

Las razones científicas para la aplicación de la nanotecnología a la ciencia de los biomateriales, especialmente su superficie, se correlaciona con la capacidad de las células de reconocer específicamente las características topográficas de los substratos. Las células vivas están compuestas de elementos estructurales y moleculares que de forma sinérgica están interconectados para poder identificar los diferentes niveles (ej. molecular, microscópico) y reaccionar ante ellos [168-169].

De hecho, la interacción célula-substrato inicial tiene lugar a nivel molecular, pero sus efectos se propagan de forma eficaz a través de toda la estructura de la célula, generando al final una respuesta celular múltiple. Por esta razón, la capacidad de iniciar y controlar las reacciones celulares a nivel nanométrico a través de sus características físicoquímicas presenta la posibilidad de afectar directamente a la conducta global de la célula [168-169].

La superficie nanométrica de los implantes puede ser más eficaz para la absorción de proteínas, primer paso en la oseointegración. De hecho, se piensa que las características topográficas de la nanosuperficie presentan una dimensión similar al tamaño de las proteínas (aproximadamente 10 nm) lo que puede influir en su morfología y actividad [168-169].

Esta orientación biológica de las proteínas (ej. fibrinógeno, albúmina, fibronectina) por la nanosuperficie puede jugar un papel fundamental en determinar los resultados de la posterior colonización celular. La fibronectina puede diferenciar la profundidad de las cavidades y la altura de los picos a escala nanométrica [168].

Los estudios sobre la naturaleza de la superficie nanométrica y de sus implicaciones biológicas ofrece un campo muy amplio de desarrollo en la investigación básica y clínica dentro de la implantología oral [176-177]. Los estudios *in vitro* e *in vivo*, y en menor frecuencia clínicos con pacientes presentan unos retos muy importantes en el campo de la biomedicina de los implantes [167-169].

Diversos modelos celulares *in vitro* han sido desarrollados para comprender mejor los efectos de las superficie nanoestructuradas sobre las reacciones celulares. La elección de un tipo específico celular refleja las propiedades biológicas de la investigación y en último lugar, la posible aplicación comercial del biomaterial. En este sentido, los osteoblastos han sido utilizados para valora la capacidad de los materiales para promover la formación ósea [178-180].

La aplicación de ácido fuorhídrico sobre una superficie arenada con óxido de titanio consigue una topografía con características nanométricas de 100 nm de diámetro que incrementa en velocidad y extensión la diferenciación celular osteoblástica de la células madres mesenquimales con mayores niveles de factores de crecimiento y proteínas de la matriz ósea [181].

Diversas modificaciones a escala nanométrica se han realizado sobre la superficies de implantes dentales para determinar sus efectos en modelos *in vivo* en animales de experimentación [182-184]. Un reciente estudio realiza una anodización controlada sobre la superficie de implantes para producir nanotubos de óxido de titanio de 30 nm de diámetro [182]. Los implantes fueron insertados en el hueso frontal del cráneo de cerdos. Los resultados demostraron una estimulación de la expresión colágeno por los osteoblastos, pero sin impacto sobre la oseointegración [182].

Un segundo estudio *in vivo* valora el papel de las modificaciones nanométricas sobre la oseointegración [183]. Implantes con superficie tratada con doble grabado ácido y posteriormente modificada con nanopartículas de hidroxiapatita fueron insertados en el fémur de ratas, demostrando a las 2 semanas, un progresivo mayor perfil de oseointegración [183].

Un tercer estudio *in vivo* valora los efectos de una nanohidroxiapatita sobre una superficie con arenado + doble grabado con ácidos [184]. Los implantes fueron insertados en el fémur de conejos. El torque de desinserción fué de 39,6 Ncm y de 40,4Ncm a las 2 y 4 semanas, respectivamente; mientras que en los implantes control fue de 21,1 Ncm y de 24,1 Ncm, lo que parece demostrar los efectos beneficiosos sobre la interfase hueso-implante de la incorporación de nanocristales sobre la superficie de los implantes [184].

CONCLUSIONES

PRIMERA. Los estudios histológicos e histomorfométricos en animales de experimentación representan la posibilidad de estudiar los mecanismos de la oseointegración e identificar la respuesta biológica a la inserción de implantes dentales.

SEGUNDA. Macroscópicamente, la mayoría de los especímenes presentaron una anatomía normal con un proceso de cicatrización ósea habitual alrededor de los implantes insertados.

TERCERA. Los dos tipos de implantes semejantes en composición y geometría, y con diferentes superficies no presentaron signos de toxicidad y demostraron su biocompatibilidad.

CUARTA. Los dos tipos de implantes consiguieron oseointegrarse de forma satisfactoria, indicando una respuesta adecuada a la implantación, sin signos de inflamación, fibrosis ni necrosis en ninguno de los casos.

QUINTA. La superficie nanométrica obtenida por arenado con alúmina y grabado con ácido nítrico consiguió establecer un contacto hueso-implante superior a la superficie arenada.

SEXTA. Es necesario impulsar la investigación experimental con nuevos estudios en animales mediante la utilización de nuevos diseños y superficies que mejoren la oseointegración para incrementar el desarrollo de la implantología oral.

BIBLIOGRAFÍA

1. Branemark PI, Breine U, Adell R, Hanson BO, Lindstrom J, Olsson A. Intra-osseus anchorage of dental prostheses. I. Experimental studies. Scand J Plast Reconstr Surg. 1969; 3: 81 - 110.
2. Schroeder A, Van der Zipen E, Stich H, Sutter F. The reaction of bone, connective tissue and epithelium to endosteal implants with sprayed titanium surfaces. J Maxillofac Surg 1981; 9:15-25.
3. Mc Kinney RJ, Steflik D, Koth D. The biological tissue response to dental implants.St. Louis: Mosby Year Book;1991.p.37-50.
4. Weiss CM. Tissue-integration of dental endoosseous implants: Description and comparative analysis of the fibroosseous integration and osseous integration systems. J Oral Implant 1986;12:169-214.
5. Masuda T, Yliheikkilä PK, Felton DA, Cooper LF. Generalizations regarding the process and phenomenon of osseointegration. Part I. In vivo Studies. Int J Oral Maxillofac Implants 1998;13:17-29.
6. Hollinger J, Buck D, Bruder S. Biology of bone healing: its impact on clinical therapy. Lynch S, ed Tissue Ingeneering. Carol Stream: Quintessence; 1999; 17-54.
7. Lynch S, Genco R, Marx R. Tissue engieneering. Carol Stream: Quintessence;1999.
8. Bianchi A. Prótesis implantosoportada. Bases biológicas, biomecánica, aplicaciones clínicas. Caracas: Actualidades médico-odontológicas Latinoamericana; 2001.
9. Young M, Kierr J, Ibaraka K, Heegaard A, Robey P. Structure, expression and regulation of the major noncollagenous matrix proteins of bone. Clin Orthop 1991;281:285-93.
10. Urist M. Bone: Formation by autoinduction. Science 1965;150:895-9.
11. Urist M, Strates B. Bone morphogenetic protein. J Dent Res 1971;50:1392-6.
12. Wozney J, Rosen V, Celeste A, Mitsock L, Whitters M, Kriz R et cols: Novel regulators of bone formation: Molecular clones and activities. Science 1988; 242:15-28.
13. Celeste A, Ross B, Yamaji N, Wozney J. The molecular cloning of human bone morphogenetic proteins 10, 11 and 12, three members of the transforming growth factor-beta superfamily. Bone Miner Res 1995;10:334-9.

14. Nishitoh H, Ichijo H, Kimura M, Matsumoto T, Makishima F, Yamaguchi A et cols. Identification of type I and Type II serine/threonine kinase receptors for growth/differentiation factor-5. J Biol Chem 1996;271:213-45.
15. Anitua E, Andia I. Nuevo enfoque en la regeneración ósea. Vitoria: Puesta al día publicaciones. 2000 pag: 17-92.
16. Bambini F, Meme L, Procaccini M, Ross B Lo Muzio L. Bone scintigraphy and SPECT in the evaluation of the osseointegrative response to inmmediate prosthetic loading of endosseous implants: A pilot study. Int J Oral Maxillofac Implants 2004;19:80-6.
17. Albrektsson T, Jacobsson M. Bone-metal interface in osseointegration. J Prosth Dentistry 1987;57:597-607.
18. Davies J. Mechanisms of endosseous integration. Int J Prosthodont 1998;11:391- 401.
19. Osborn J, Newesley H, Heimke G. Dynamics aspect of the implant-bone interface: En: ed. Dental implants-Materials and Systems. Munich: Carl Hanser; 1980 p111-23.
20. Kupp L. Superficies de implantes y formación de hueso. Insight 2000;3:10-20.
21. Shibata Y, Osaka M, Kawai H, Millazaki T. Glow discharge plasma treatment of titanium plates enhances adhesión of osteoblasts-like cells to plates through the integringmediated mechanisms. Int J Oral Maxillofac Implants 2002;17:771-7.
22. Meyer U, Joos H, Wiessmann J. Biological and biophysical principles in extracorporeal bone tissue engineering. Part I. Int J Oral Maxillofac Surg 2004; 33: 325-32.
23. Lavos- Valereto I, Deboni M, Azanbuja N, Marques M. Evaluation of the titanium Ti-6Al-7Nb alloy with and without plasma-sprayed hidroxyapatite coating on growth and viability of cultured osteoblasts-like cells. J Periodontol 2002;73:900-5.
24. Sennerby L On the bone tissue response to titanium implants. Gothemburg: Universty of Gothemburg; 1991.
25. Albrektsson T, Branemark P, Hansson H, Ivarsson B, Johnson U. Ultrastructural analysis of the interface zone of titanium ann gold implants. Adv Biomater 1982;4:167-77.
26. Hansson H, Albrektsson T, Branemark P. Estructural aspects of the interface between tissue and titanium implants. J Prosthet Dent 1983;50:109-13.

27. Manero J, Salsench J, Nogueras J, Aparicio C, Padrós A, Balcells M. Growth of bioactive surfaces on dental implants. Impl Dent 2002;11:170-3.

28. Manero J, Salsench J, Nogueras J, Aparicio C, Padrós A, Balcells M. Crecimiento de las superficies bioactivas en los materiales dentales. Rev Esp Odontoestomatol Impl 2002;10:224-8.

29. Brunski J. Influence of biomechanical factors at the bone-biomaterial interface. En: Davis J; ed. Toronto: Univ Toronto Press; 1991, 391-405.

30. Lemons J, Phillips R. Biomateriales para los implantes dentales. En: Misch C, ed. Implantología contemporánea. Madrid: Mosby, 1993; 259-278.

31. Velasco E, Jos A, Pato J, Cameán A, Segura JJ. *In vitro* evaluation of citotoxicity and genotoxixity of a commercial titanium alloy for dental implantology. Mutation Res 2010; 702: 17-23.

32. Rodriguez D. El titanio (primera parte). Propiedades. Impladent Magazine 2002; 2:11-5.

33. English C. Generalidades sobre los componentes de los implantes. Arch Odontoestomatol 1991;7:238-43.

34. Powers M, Bosker H, Van Pelt H; Dumbar N. The transmandibular implant: from progressive bone loss to controlled bone growth. J Oral Maxillofac Surg 1994; 52: 904-10.

35. Small I. El implante mandibular fijo: sus indicaciones en prostodoncia. Arch Odontoestmatol 1991; 7: 244-8.

36. Linkow L. Endosseus bladevent implant: a two year report. J Prosthet Dent 1970; 23: 441-5.

37. Misch CE. Generic root form component terminology. En: Misch CE. Dental implant prosthetics. San Luis : Elsevier Mosby. 2005; pag. 32-42

38. Rompen E, Domken O, Degidi M, Pontes AEF, Piatelli A. The effect of material characteristics, of surface topography and of implant components and conncetions on soft tissue integration: a literature review. Clin Oral Impl Res 2006; 17 (suppl. 2): 55-67.

39. Velasco E, Pato J, Segura JJ, López J, Garcia A, España A. La investigación experimental y la experiencia clínica de las superficies de los implantes dentales. Parte II. Dentum 2009; 9: 108-113.

40. Velasco E, Pato J, Segura JJ, Medel R, Poyato M, Lorrio JM. La investigación experimental y la experiencia clínica de las superficies de los implantes dentales. Parte I. Dentum 2009; 9: 101-107.
41. Piattelli A, Misch C, Pontes E, Iezzi G, Scarano A, Degidi M. Dental implant surfaces. A review. En: Misch C. Contemporary Implant Dentistry. 3ª Ed. San Luis: Mosby Elsevier. 2008. pag: 599-620.
42. Wennerberg A, Albrektsson T, Andersson B. Design and surface charactheristics of thirteen commercially avalaible oral implant systems. Int J Oral Maxillafac Implants 1993; 8: 622-33.
43. Klokkevold P, Nishimura R, Adashi M, Kaputo A. Osseointegration enhanced biochemical etching of the titanium surface: a torque removal study in rabbits. Clin Oral Impl Res 1997;8:442-7.
44. Wenneberg A, Albrektsson T. Suggested guide lines for the topographic evaluation of implant surfaces. Int J Oral Maxillofac Implants 2000; 15: 331-44.
45. Hall J, Lausmaa J. Properties of a new porous oxide surface on titanium implants. Applied Osseoint Res 2000; 1:5-14.
46. Sykaras N, Iacopino A, Marker V, Triplett G, Woody R. Implant materials, designs and surfaces topographies: their effect on osseointegration. A literature review. Int J Oral Maxillofac Implants 2000; 15: 675-86.
47. Ong J, Bessho K, Carnes D. Bone response to plasma sprayed hydroxiapatite and radiofrecuncy- sputtered calcium phosphate implants in vivo. Int J Oral Maxillofac Implants 2002, 17: 581-6.
48. Rupprecht S, Bloch A, Rosiwal S, Neukan F, Wiltfang J. Examinatio of the bone - metal interface of titanium implants coated by microwave plasma chemical vapour deposition method. Int J Oral Maxillofac Implants 2002; 17: 778-85.
49. Lazzara R, Testori T, Trisi P, Porter S, Weinsteir R. A human histologic analysis of Osseotite and machined surfaces using implants with opposing surfaces. Int J Periodontics Restorative Dent 1999;19:117-29.
50. Maeztu M, Gomez M, Arevalo E, Alava E, Alonso F. Análisis estructural de los principales sistemas utilizados en la actualidad. Periodoncia 1999; 9:195-204.
51. Garbaccio D, Frezza G. Características del implante ideal. Odontoestomatol e Implantoprot 1992; 5: 265-70.

52. Cook S, Thomas K, Jarcho M. Interface mechanics and histology of titanium and AH-coated titanium for dental implant applications. Int J Oral Maxillofac Implants 1987;2:15-22.

53. Block M, Kent J, Kay F. Evaluation of AH-coated titanium implants in dogs. J Oral Maxillofac Surg 1987; 45:601-7.

54. Ellingsen JE, Johansson CB, Wenneberg A, Holmen A. Improved retention and bone-to-implant contact with fluoride modified titanium implants. Int J Oral Maxillofac Implants 2004;19:659-66.

55. Rupp F, Scheideler L, Olshanska N, de Wild M, Wieland M, Geis-Gerstorfer J. Incremento de la energía libre superficial y de la hidrofilia por modificación química de las superficies microestructuradas de los implantes de titanio. J Biomet Mater Res 2006; 76: 332-334.

56. Orsini G, Piattelli M, Scarano A, Petrone G. Ramdomized, controlled histologic and histomorphometric evaluation of implants with nanometer- scale calcium phosphate added to the dual acid etched surface in the human posterior maxilla. J Periodontology 2007; 78: 209-18.

57. Branemark PI, Zarb GA, Albrektsson T. Prótesis Tejido-Integrada. La oseointegración en la odontología clínica. Barcelona:Quintessence, 1999; 11-13.

58. Albrektsson T, Zarb GA, Worthington P, Eriksson AR. The long-term efficacy of currently used dental implants: a review and proposed criteria for success. Int J Oral Maxillofac Implants 1986; 1: 11-25.

59. Zarb GA, Albrektsson T. Osseintegration: a requiem for the periodontal ligament? (Guest editorial). Int J Periodont Rest Dent 1991; 11.88-91.

60. Peñarrocha M, Oltra M, Sanchís J. Conceptos generales de implantología. En: Peñarocha M, ed. Implantología Oral. Barcelona: Medicina STL editores; 2001. p 3-17.

61. Eriksson I, Nilson H, Nilner K. Inmediate funcional loading of Branemark single Toth implants. A 5-year clinical follow-up study. Applied Osseoint Res 2001,2:12-6.

62. Adriaenssens P, Hermans M. Inmmediate implant function in the anterior maxilla: a surgical technique to enhance primary stability for Branemark MkIII and Mk IV implants. A ramdomized, prospective clinical study at the 1-year follow-up. Applied Osseoint Res 2001; 2-17-21.

63. Albrektsson T, Zarb G, Woerthington P, Erkisson A. The long-term efficacy of currently used dental implants: a review and proposed criteria for success. Int J Oral Maxillofac Implants 1987; 1:11-26.
64. Lim YJ, Oshida Y, Andres CJ, Barco MT. Surface characterization of variously treated titanium materials. Int J Oral Maxillofac Implants 2001;16:333-342.
65. Orsini G, Assenza B, Scarano A, Piattelli M, Piattelli A. Surface analysis of machined versus sandblasted and acid-etched titanium implants. Int J Oral Maxillofac Implants 2000; 15: 779-784.
66. Nishimoto SK, Nishimoto M, Park SW, Lee KM, Kim HS, Koh JT. The effect of titanium surface roughening on protein absorption, cell attachment and cell spreading. Int J Oral Maxillofac Implants 2008;23:675-680.
67. Romanos G, Crespi R, Barone A, Covani . Osteoblast attachment on titanium disks after laser irradiation. Int J Oral Maxillofac Implants 2006;21:232-236.
68. Isa ZM, Scheneider GB, Zaharias R, Seabold D, Stanford CM. Effects of fluoride-modified titanium surface on osteoblast proliferation and gene expression. Int J Oral Maxillofac Implants 2006; 21: 203-211.
69. Heinrich A, Dengler K, Koerner T, Haczek C, Deppe H, Strizker B. Laser-modified titanium implants for improved cell adhesion. Lasers Med Sci 2008; 23:55-58.
70. Xie J, Baumann MJ, McCabe LR. Osteoblast respond to hydroxyapatite surfaces with immediate changes in gen expression. J Biomed Mater Res 2004;71:108-117.
71. Rupp F, Schleideler L, Olshanska M, de Wild M, Wieland M, Geis-gerstofer J. Enhacing surface free energy and hydrophilicity through chemical modification of microstructured titanium surfaces. J Biomed Mater Res A 2006;76:323-334.
72. Zhao G, Schwartz Z, Wieland M, Ruup F, Geis-Gerstofer J, Cochran DL, Boyan BD. High surface energy enhances cell response to titanium substrate microstructure. J Biomed Mater Res A 2005;74:49-58.
73. Ellingsen JE, Thomson P, Lyngstodaas SP. Advances in dental implant materials an tissue regeneration. Periodontol 2006;41:136-156.
74. Rausch-Fan X, Ou Z, Wieland M, Matejka M, Schedle a. Differentiation and cytokine synthesis of human alveolar osteoblast compared with osteoblast-like cell (MG-63) in response to titanium surfaces. Dental Mater 2008; 24:102-110.

75. Cutando A, Gómez G, Arana C, Muñoz F, López M, Stephenson J, Reiter RJ. Melatonin stimulates oseointegration of dental implants. J Pineal Res 2008;45:174-179.
76. Meidan Z, Weisman S, Baron J, Binderman I. Technetium 99m-MDP scintigraphy of patients undergoing implant prosthetic procedures: a follow-up study. J Periodontol 1994; 65:330-35.
77. Stvrtecky R, Kaufman M, Borgetti Z. Bone scintigraphy and osseointegration (preliminary report). J Oral Implant 1995; 21:239-42.
78. Cervelli V, Cipriani C, Migliano E, Guidiceandrea F, Cervelli G, Grimaldi M. SPECT in the long term evaluation of osseointegration in intraoral and extraoral implantology. J Craniofac Surg 1997;8:379-82.
79. Parfitt A.M, Drezne M.K, Glorieux F.H, Kanis J.A, Malluchè H, Meunier P.J, Ott S.M, Decker R.R. Bone histomorphometry: standarization of nomenclature, symbols and units. Report of the ASBMR Histomorphometry Nomenclature Committee. J Bone Miner Res 1987;2:595-610.
80. Frost H.M. The skeletal intermediary organization. Metab Bone Dis Relat Res 1983;4:281-90.
81. Frost H.M. Tetracycline based histological analysis of bone remodelling. Calcif Tissue Res 1969;3:211-37.
82. Decker R.R. Bone histomorphometry: techniques and interpretation. CRC Press 1983.
83. Malluche H.H, Faugere M.C. Atlas of mineralized bone histology. Korger 1986 (1ª ed).
84. Donath K, Breuner G. A method for the study of undecalcified bones and theeth with attached soft tissues. The Sage-Schliff (sawing and grinding) technique. J Oral Pathol 1982;11:318-26.
85. Meunber P.J, Edouard C, Coupron P, Toussoint F. Morphometric analysis of osteoid in iliac trabecular bone. Berlin: De Gruger 1975. pag: 149-55.
86. Scarano A, Piatelli M, Vrespa G. Bone healing around titanium and titanium nitride-coated dental implants with three surfaces: an experimental study in rats. Clin Implant Dent Relat Res 2003; 5:103-11.

87. Ribeiro FV, Cesar-Neto JB, Nociti FH Jr. Selective cyclooxigenase-2 inhibitor may impair bone Ealing around titanium implants in rats. J Periodontol 2006; 77:1731-5.
88. Carvaho MD, Benatti BB, Cesar-Neto JB. Effect of cigarette smoke inhalation and estrogen deficiency on bone healing around titanium implants: a histometric study in rats. J Periodontol 2006; 77:599-605.
89. Cesar-Neto JB, Benatti BB, Sallum EA. Bone filling around titanium implants may Benedit fro smoking cessation: a histlogic study in rats. J Periodontol 2005; 76:1476-81.
90. Duarte PM, Gonçalves PF, Casati MZ. Age-related and surgically induced estrogen deficiencies ay differently affect bone around titanium implants in rats. J Periodontol 2005; 76:1496-501.
91. Marinho VC, Celleti R, Bracchetti G, Peetrone G. Sandblasted and acid-etched dental implants. A histologic study in rats. Int J Oral Maxillofac Implnats 2003;18:75-81.
92. Lioubavina-Hack N, Lang NP, Karring T. Significance of primary stability for osseointegration of dental implants. Clin Oral Implant Res 2006;17: 244-50.
93. Mendonça G, Mendonça DB, Simoes LG, Araújo AL, Leite ER, Duarte WR et al. Nanostructured alumina-coated implant surface: effect on osteoblast-related gene expression and bone-to-implant contact in vivo. Int J Oral Maxillofac Implants 2009; 24: 205-215.
94. Vieira F, Nociti FH, Sallum EA, Zaffalon M. Effect of aluminium oxide-blasted implant surface on the bone healing around implants in rats submitted to continuous administration of selective cyclooxygenase-2 inhibitors. Int J Oral Maxillofac Implants 2009; 24:226-33.
95. Carr AB, Gerard DA, Larsen PE: Quantitative histomorphometric description of implant anchorage for three types of dental implants following 3 months healing in baboons. Int J Oral Maxillofac Implants 1997; 12: 777-784.
96. Carr AB, Gerard DA, Larsen PE. Histomorphometric analysis of implant anchorage for 3 types of dental implants following 6 months of healing in baoon jaws. Int J Oral Maxillofac Implants 2000;15:785-791.

97. Watzak G, Zechner W, Ulm C. Histlogic and histomorphometric analysis of three types of dental implants following 18 months of occlusal loading: a preliminary study in baboons. Cli Oral Impl Res 2005; 16:408-416.
98. Vernino AR, Kohles SS; Holt RA Jr. Dual-etched implants loaded after 1 and 2 month healing periods: a histologic comparison in baboons. Int J Periodontics Restorative Dent 2002;22:399-407.
99. Kohal RJ, Weng D, Bachle M. Loaded custom-made zirconia and titanium implants show similar osseointegration: an animal experiment. J Periodontol 2004;75:1262-8.
100. Wikesjö UME, Huang Y-H, Xiropaidis AV, Sorensen RG, Rohrer MD, Prasad HS, Wozney JM, Hall J. Bone formation at recombinant human bone morphogenetic protein-2-coated titanium implants in the posterior maxilla (Type IV bone) in non-human primates. J Clin Periodontol 2008; 35: 992-1000.
101. Anitua EA.Enhancement of osseointegration by generating a dynamic implant surface. J Oral Implantol 2006;32:72-6.
102. Vercaigne S, Wolke JGC, Naert I, Jansen JA. A histological evaluation of TiO2-gritblasted and Ca-P magnetro sputter coated implants placed into the trabecular bone of he goat: part 2. Clin Oral Impl Res 2000;11:314-324.
103. Nikolidakis D, Dolder JV, Wolke JG. The effect of platelet-rich plasma o the bone helaing around calcium phosphate-coated and non-coated oral implants in trabecular bone. Tissue Engineering 2006; 12:2555-563.
104. Manders PJD, Wolke JGC, Jansen JA. Bone response adjacent to calcium phosphate electrostatic spray deposition coated implants: an experimental study in goats. Clin Oral Impl Res 2006;548-553.
105. Shalabi MM, Wolke JGC, Jansen JA. The effects of implant surface roughness and surgical technique on implant fixation in an vitro model. Clin Oral Impl Res 2006;172-178.
106. Gotfredsen K, Wennerberg A, Johansson C, Skovgaard LT , Hjorting-Hansen E. Anchorage of TiO2-Blasted. HA-coated and machined implants: an experimental study with rabbits. J Biomed Mater Res 1995;29:1223-231.
107. Stefani CM, Nogueira F, Sallum S. Influence of nicotine administration on different implant surface: a histometric study I rabbits. J Periodontol 2002;73:2006- 12.

108. Kim YH, Koak JY, Chang IT, Wennerberg A. A histomorphometric analysis of the effects of various surface treatment methods on osseointegration. Int J Oral Maxillofac Implants 2003;18:349-56.
109. Cordioli G, Majzoub Z, Piatelli A, Scarano A. Removal torque and histomorphometric investigation of 4 different titanium surfaces: an experimental study in the rabbit tibia. Int J Oral Maxillofac Implants 2000; 15:668-74.
110. Costa C, Sena LA, Pinto M. In vivo characterization of titanium mplants coated with synthetic hidroxyapatite by electrophoresis. Braz Dent J 2005;16:75-81.
111. Ellingsen JE, Johansson CB, Wennerberg A. Improved retention and bone-implant contact with fluoride-modified titanium implants. Int J Oral Maxillofac Implants 2004;19:659-66.
112. Hall J, Miranda-Burgos P, Sennerby L. Stimulation of directed bone growth at oxidized titanium implants by macroscopic Groves: an in vivo study. Clin Implant Dent Relat Res 2005,7:76-82.
113. Mueller WD, Gross U, Fritz T, Voigt C. Evaluation of the interface between bone and titanium surfaces being blasted by aluminium oxide or bioceramic particles. Clin Oral Implants Res 2003 Jun;14:349-56.
114. Nkenke E, Kloss F, Wiltfang J. Histomorphometric and fluorecescence microscopic analysis of bone remodelling after installation of implants using an osteotome technique. Clin Oral Implant Res 2002;13:595-602.
115. Balatsouka D, Gotfredsen K, Lindh CH. The impact of nicotine on osseointegration. An experimental study in the femur and tibia of rabbits. Clin Oral Implants Res 2005;16:389-95.
116. Yildiz A, Esen E, Kürkcü M, Damlar I, Daglioglu K, Akova T. Effect of zolendronic acid on osseointegration of titanium implants: an experimental study in an ovariectomized rabbit model. J Oral Maxillofac Surg 2010;68:515-523.
117. Buser D, Schenk RK, Steineman S, Fiorellini JP. Influence of surface characteristics on bone integration of titanium implants. A histomorphometric study in miniature pigs. J Biomed Mater Res 1991; 25: 889-902.
118. Germanier Y, Tossati S, Broggni N, Buser D. Enchanced bone apposition around biofunctionalized and acid-etched titanium implant surface. Clin Oral Impl Res 2006;17:251-257.

119. Zechner W, Tangl S, Fürst G, Tepper G. Osseus healing characteristics of three different imlan types. A histologic and histomorphometric study in mini-pig. Clin Oral Impl Res 2003;14:150-7.

120. Nkenke E, Fenner M, Vairaktaris EG. Imediate versus delayed loading of dental implants in the maxillae of minipigs. Part II: histomorphometric analysis. Int J Oral Maxillofac Implants 2005; 20:540-6.

121. Buser D, Broggini N, Wieland M, Schenk RK. Enhanced bone apposition to a chemically modified SLA titanim surface. J Dent Res 2004; 83:529-533.

122. Perrin D, Szmukler-Moncler S, Echikou C. Bone response to alteration of surface topography and surface composition of sandblasted and acid etched (SLA) implants. Clin Oral Implants Res 2002;13:465-9.

123. Fuerst G, Gruber R, Tangl S. Enhanced bone-to-implant contact by latelet-released growth factors in mandibular cortical bone: a histomorphometric study in minipigs. Int j Oral Maxillofac Implants 2003;18:685-90.

124. Rohner D, Tay A, Meng S. Interface of unloaded titanium implants in the iliac crest, fibula and scapula: a histomorphometric and biomechanical study in the pig. Int J Oral Maxillofac Implants 2004,19:52-58.

125. Gedrange T, Gredes T, Gredes M, Allegrini MRF, Borsos G, Vegh A, Salles MB, Heinemann F, Dominiak M, Allegrini JR. Comparative animal study on hard tissue integration and bone formation of different Nobel Biocare implants. J Physiol Pharmacol 2009;60:117-121.

126. Gahlert M, Rohling S, Wieland M, Sprecher CM, Kniha H, Milz S. Osseointegration of zirconia and titanium dental implants: a histological and histomorphometrical study in the maxilla of pigs. Clin Oral Impl Res 2009; 20:1247- 1253.

127. Stadlinger B, Pilling E, Huhle M, Mai R, Bierbaum S, Scharnweber D, Kuhlisch E, Loukota R, Eckelt U. Evaluation of osseointegration of dental implants coated with collagen, chondroitin sulphate and BMP-4: an animal study. Int J Oral Maxillofac Surg 2008;37:54-59.

128. Stadlinger B, Lade AT, Eckelt U, Range U, Scholotting F, Hefti T, Mai R. Surface-conditioned dental implants: an animal study on bone formation. J Clin Periodontol 2009;36:882-891.

129. Karabuda C, Sandalli P, Yalcin S, Steflik DE. Histologic and histomorphometric comparison of immediately placed hydroxyapatite-coated and titanium plasma-sprayed implants: a pilot tudy in dogs: Int J Oral Maxillofac Implants 1999; 14:510-5.

130. Gotfredsen K, Berglundh T, Lindhe J. Bone reactions adjacent to titanium implant with different surface characteristics subjected to static load. A study in the dog (II). Clin Oral Implant Res 2001;12:196-201.

131. He YX, Gu YF, Cao HP, Chang CK. Histomorphometric osseointegration evaluation of hydroxyapatite-coated and non-coated implants in dogs. Shanghai Kou Qiang Yi Xue 2002;11:335-9.

132. Weinlaender M, Beumer J, Kenney EB, Lekovic V. Histomorphometric and fluorescence microscopic evaluation of interfacial bone healing around 3 different dental implants before and after radiation therapy. Int J Oral Maxillofac Implants 2006; 21:212-24.

133. Schliephake H, Aref A, Scharnweber D, Bierbaum S. Effect of immobilized bone morphogenic protein 2 coating of titanium implants on peri-implant bone formation. Clin Oral Implants Res 2005;16:563-9.

134. Rosa AL, Santos C, Beloti M. Effect of microcapsules containing TAK-778 on bone formation around osseointegrated implants: histomorphometric análisis in dog. Implant Dent 2006;15:97-100.

135. Cochran DL, Schenk RK, Lussi A, Higginbottom FL, Buser D. Bone response to unloaded titanium implants with a sandblasted and acid-etched surface: a histometric study in the canine mandible. J Biomed Mater Res 1998;40:1-11.

136. Novaes AB Jr, Papalexiou V, Grisi MF, Souza SS, Taba M Jr; Kajiwara JK. Influence of implant microstructure on the osseointegration of immediate implants placed I periodontally infected sites. A histomorphometric study in dogs. Clin Oral Implants Res 2004;15: 34-43.

137. Quinlan P, Nummikoski P, Schenk R, Cagna D, Mellonig J, Higginbottom F, Lang K, Buser D, Cochran D. Immediate and early loading of SLA ITI single-tooth implants: an in vivo study. Int J Oral Maxillofac Implants 2005; 20:360-70.

138. Albrektsson T, Johansson C. Osteoinduction, osteoconduction and osseointegration. Eur Spine J 2001;10:96-101.

139. Weng D, Hoffmeyer M, Hurzeler MB, Richter EJ. Osseotite vs. Machined surface in por bone quality. A study in dogs. Clin Oral Implants Res 2003;14:703-8.
140. Veis AA Papadimitriou S, Trisi P, Tsirlis AT. Osseointegration of Osseotite and machined-surfaced titanium implants in membrane-covered critical-sized defects: a histologic and histometric study in dogs. Clin Oral Implants Res 2007;18:153-60.
141. Oh TJ, Yoon J, Meraw S, Giannobile WV, Wang HL. Healing and osseointegration of submerged microtextured oral mplants. Clin Oral Implants Res 2003;14:643-50
142. Novaes AB Jr, Souza SL, de Oliveira PT, Souza AM. Histomorphometric analsis of the bone-implant contact obtained with 4 differen implant surface treatments placed side by side in the dog mandible. Int J Oral Maxillofac Implants 2002; 17:377-83.
143. Novaes AB Jr, Marcaccini AM, Souza SL, Taba M Jr, Grisi MF. Immediate placement of implants into periodontally infected sites in dogs: a histomorphometric study of bone-implant contact. Int J Oral Maxillofac Implants 2003; 18 :391-8.
144. Rasmusson L, Kahnberg KE, Tan A. Effects of implant design and surface on bone regeneration and implant stability: an experimental study in the dog mandible. Clin Implant Dent Relat Res 2001; 3:2-8.
145. Ghanavati F, Shayegh SS, Rahimi H, Sharifi D, Ghanavati F, Khalesseh N, Eslami B. The effects of loading time o osseointegration and new bone formation around dental implants: a histologic and histomorphometric study in dogs. J Periodontol 2006; 77:1701-7.
146. Langhoff JD, Voelter K, Scharnweber D, Schnabelrauch M, Schlotting F, Hefti T, Kalchofner K, Nuss K, von Rechenberg B. Comparison of chemically and pharmaceutically modified titanium and zirconia implant surfaces in dentistry: a study in sheep. Int J Oral Maxillofac Surg 2008; 37:1125-1132.
147. Suzuki M, Calasans-Maia MD, Marin C, Granato R, Gil JN, Granjeiro JM, Coelho PG. Effect of surface modifications on early bone healing around plateau root from implants: an experimental study in rabbits. J Oral Maxillofac Surg 2010; 68: 1631-1638.
148. Quaranta A, Iezzi G, Scarano A, Coelho PG, Vozza I, Marincola M, Piatelli A. A histomorphometric study of nanothickness and plasma-sprayed calcium-phosporous-coated implant surfaces in rabbit bone. J Periodontol 2010; 81: 556-561.

149. Albrektsson T, Wennerberg A. Oral implant surfaces : Part 1. Review focusing on topographic and chemical property surfaces and in vivo responses to them. Int J Prosthodont 2004 ; 17: 536-543.

150. Albrektsson T, Wennerberg A. Oral implant surfaces : Part 2. Review focusing on clinical knowledge of different surfaces. Int J Prosthodont 2004 ; 17: 544-564.

151. Buser D. Effects of various titanium surfaces configurations on osseointegration and clinical implant stability. En: Lang NP, Karring T, Lindhe J (eds.). Proceedings of the 3rd European Workshop on Periodontology. Implant Dentistry. Berlin: Quintessence. 1999. pag: 88-100.

152. Moradian-Oldak J, Wen HB, Schneider GB, Stanford CM. Tissue engineering strategies for the future generation of dental implants. Periodontol 2000 2006; 41:157-176.

153. Rocci A, Martignoni M, Gottlow J. Immediate loading of Branemark system TiUnite and machined surface implants in the posterior mandible: a randomised open ended clinical trial. Clin Implant Dent Relat Res 2003; 5 (suppl 1): 57-63.

154. Olsson M, Urde G, Andersen JB, Sennerby L. Early loading of maxillary fixed cross-arch dental protheses supported by six or eight oxidized titanium implants: results after 1 year of loading, case series. Clin Implant Dent Relat Res 2003; 5 (suppl 1): 81-87.

155. Velasco E, Pato J, Jiménez A, Pérez O, Monsalve L, Segura JJ. La experiencia clínica con implantes dentales con nanosuperficie. Rev Esp Odontoestomatol Impl 2010; 18: 14-20.

156. Pato J, Jiménez A, Monsalve L, Segura JJ, Velasco E. Regeneración ósea guiada con implante unitario con nanosuperficie y betafosfato tricálcico. Av Perio Impl Oral 2010; 22:127-134.

157. Velasco E, Pato J, García A, Segura JJ, Jiménez A. Implantología oral guiada asistida por ordenador en el tratamiento del paciente edéntulo mandibular. Av Perio Impl Oral. En prensa.

158. Zechner W, Tangl S, Fürst G, Tepper G, Thams U, Mailath G, Watzek G. Osseous healing characteristics of three different implant types. A histologic and histomorphometric study in minipigs. Clin Oral Impl Res 2003; 14. 150-157.

159. Al-Nawas B, Groetz KA, Goetz H, Duschner H, Wagner W. Comparative histomorphometry and resonance frequency analysis of implants with moderately rough surfaces in a loaded animal model. Clin Oral Impl Res 2008; 19: 1-8.
160. Coelho PG, Granjeiro JM, Romanos GE, Suzuki M, Silva NR, Cardaropoli G, et al. Basic research methods and current trends of dental implant surfaces. J Biomed Mater Res B Appl.Biomater 2009; 88:579-596.
161. Le Guehennec L, Soueidan A, Layrolle P, Amouriq Y. Surface treatments of titanium dental implants for rapid osseointegration. Dent Mater 2007; 23:844-854.
162. Wennerberg A, Albrektsson T. Effects of titanium surface topography on bone integration: a systematic review. Clin Oral Implants Res 2009; 20 (Suppl 4):172-184.
163. Wennerberg A, Albrektsson T. On implant surfaces: a review of current knowledge and opinions. Int J Oral Maxillofac Surg 2009; 24: 63-74.
164. Mendonca G, Mendonca DB, Aragao FJ, Cooper LF. Advancing dental implant surface technology -from micron- to nanotopography. Biomaterials 2008; 29: 3822-3835.
165. Sahoo SK, Parveen S, Panda JJ. The present and future of nanotechnology in human health care. Nanomed 2007; 3: 20-31.
166. Ogawa T, Saruwatari L, Takeuchi K, Aita H, Ohno N. Ti nano-nodular structuring for bone integration and regeneration. J Dent Res 2008; 87: 751-756.
167. Lavenus S, Louarn G, Layrolle P. Nanotechnology and dental implants. Int J Biomat 2010;
168. Variola F, Brunski JB, Orsini G, Tambasco P, Wazen R, Nanci A. Nanoscale surface modifications of medically relevant metals: state-of-the-art and perspectives. Nanoscale 2011; 3: 335-353.
169. Variola F, Vetrone F, Richert L, Jedrzejowski P, Yi JH, Zalzal S et al. Improving biocompatibility of implantable metals by nanoscale modifications of surfaces: an overview of strategies, fabrication methods and challenges. Small 2009; 5:996-1006.
170. Lee S, Kim H-, Lee E-, Li L-, Kim H-. Hydroxyapatite-TiO_2 hybrid coating on Ti implants. J Biomater Appl 2006; 20:195-208.
171. Piveteau L, Gasser B, Schlapbach L. Evaluating mechanical adhesion of sol-gel titanium dioxide coatings containing calcium phosphate for metal implant application. Biomaterials 2000; 21: 2193-2201.

172. Nishimura I, Huang Y, Butz F, Ogawa T, Lin A, Wang CJ. Discrete deposition of hydroxyapatite nanoparticles on a titanium implant with predisposing substrate microtopography accelerated osseointegration. Nanotechnology 2007; 18: 2451-2459.

173. Zhou J, Chang C, Zhang R, Zhang L. Hydrogels prepared from unsubstituted cellulose in NaOH/urea aqueous solution. Macromolecular Bioscience 2007;7:804-809.

174. Kim H-, Kokubo T, Fujibayashi S, Nishiguchi S, Nakamura T. Bioactive macroporous titanium surface layer on titanium substrate. J Biomed Mater Res 2000;52:553-557.

175. Mante FK, Little K, Mante MO, Rawle C, Baran GR. Oxidation of titanium, RGD peptide attachment, and matrix mineralization rat bone marrow stromal cells. J Oral Implantol 2004;30:343-349.

176. Gao L, Feng B, Wang J, Lu X, Liu D, Qu S, et al. Micro/nanostructural porous surface on titanium and bioactivity. J Biomed Mater Res Part B: Appl Biomater 2009; 89B: 335-341.

177. Kim HS, Yang Y, Koh JT, Lee KK, Lee DJ, Lee KM et al. Fabrication and characterization of functionally graded nano-micro porous titanium surface by anodizing. J Biomed Mater Res Part B: Appl Biomater 2009; 88B: 427-435.

178. Zhao G, Raines AL, Wieland M, Schwartz, Boyan BD. Requirement for both micron-and submicron scale structure for synergistic responses of osteoblasts to substrate surface energy and topography. Biomaterials 2007; 28: 2821-2829.

179. Mendonça G, Mendonça DB, Simoes LG, Araújo AL, Leite ER, Duarte WR et al. The effects of implant surface nanoscale features on osteoblast-specific geen expression. Biomaterials 2009; 30: 4053-4062.

180. Kubo K, Tsukimura N, Iwasa F, Ueno T, Saruwatari L, Aita H et al. Cellular behavior on TiO_2 nanomodular structures in a micro-to-nanoscale hierarchy model. Biomaterials 2009; 30: 5319-5329.

181. Valencia S, Gretzer C, Cooper LF. Surface nanofeature effects on titanium- adherent human mesenchymal stem cells. Int J Oral Maxillofac Implants 2009; 24: 38-46.

182. Von Wilmowsky C, Bauer S, Lutz R, Meisel M, Neukam FW, Toyoshima T et al. In vivo evaluation of anodic TiO_2 nanotubes: an experimental study in the pig. J Biomed Mater Res Part B: Appl Biomater 2009; 89B: 165-171.
183. Lin A, Wang CJ, Kelly J, Gubbi P, Nishimura I. The role of titanium implant surface modification with hydroxyapatite nanoparticles in progressive early bone- implant fixation in vivo. Int J Oral Maxillofac Implants 2009; 24: 808-816.
184. He F, Yang G, Wang X, Zhao S. Effect of electrochemically deposited nano hydroxyapatite on bone bonding of sandblasted/dual acid-etched titanium implant. Int J Oral Maxillofac Implants 2009; 24: 790-799.

MIX
Papier | Fördert gute Waldnutzung
FSC® C083411

Kolibri 360 GmbH
Ferdinand-Jühlke-Straße 7
99095 Erfurt, Deutschland
produktsicherheit@kolibri360.de

Druck:
CPI Druckdienstleistungen GmbH
im Auftrag der
Kolibri 360 GmbH
Ferdinand-Jühlke-Str. 7
99095 Erfurt